1日5分で美若《びわか》体型

若返り筋トレやってます!!

イラスト
漫画 こいしゆうか
監修 河村玲子

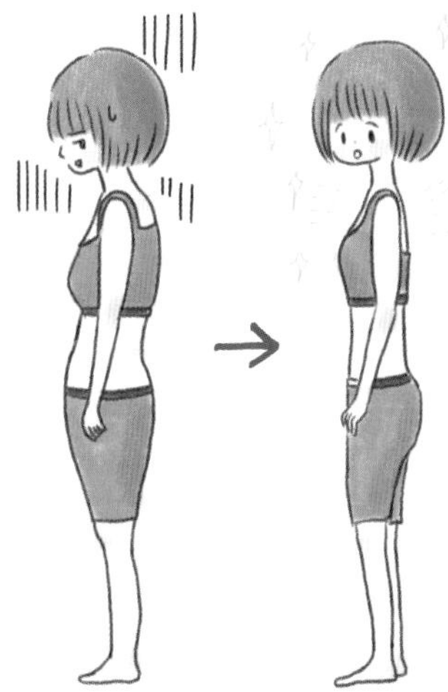

エムディエヌコーポレーション

はじめに

写真に写った自分の後ろ姿に衝撃を受けて、
はじめた筋トレ。

本格的にはじめてから1年ほどが経ちますが、
自宅で一人でできるので
好きな時間に好きな格好でやってＯＫ！
気分はスッキリするし、なんだか体の調子もいい。

しかも猫背が解消されて
姿勢がよくなり、後ろ姿が若返ってきた！
そんな「いいことづくめ」を実感しています。

もちろん仕事で忙しかったり、
やる気が出なかったり、
どうしてもできない日もあります。

どうすれば続けやすいか。
どうすればモチベーションが上がるか。
これってきっと、多くの人が知りたいこと
なんじゃないかと思います。

私も専門的なアドバイスを受けたかったので、
トレーナーの河村玲子先生に教えてもらうことにしました。
この本では自己流であれこれ試してきたこと、
先生に教えてもらったことを紹介します。

「今まで筋トレなんてしたことない」
「やっても続かなかった」という人にこそおすすめしたい、
カンタンな種目、気持ちをラクにする工夫も。
試しに１つだけでも
実践してもらえると嬉しいです。
毎日、積み重ねることで少しずつ体が変わってくるのを感じられるはず。
そうなればきっと、私のように自然と「毎日の日課」になりますよ。
昨日の自分より今日の自分、明日の自分をもっと好きになるために。
一緒に頑張っていきましょう！

こいしゆうか

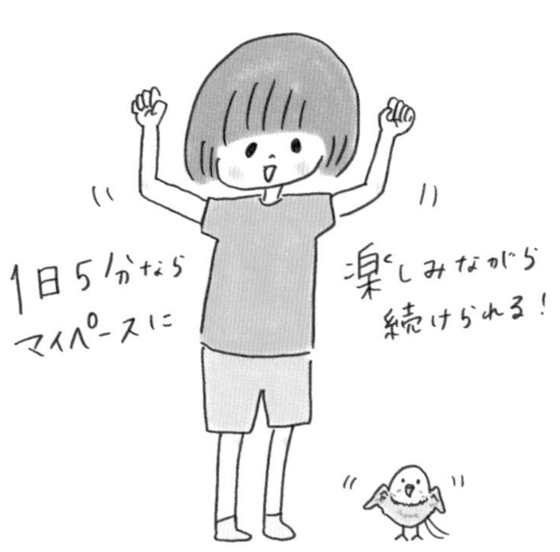
1日5分なら
マイペースに
楽しみながら
続けられる！

スゴすぎ!! 筋トレ効果

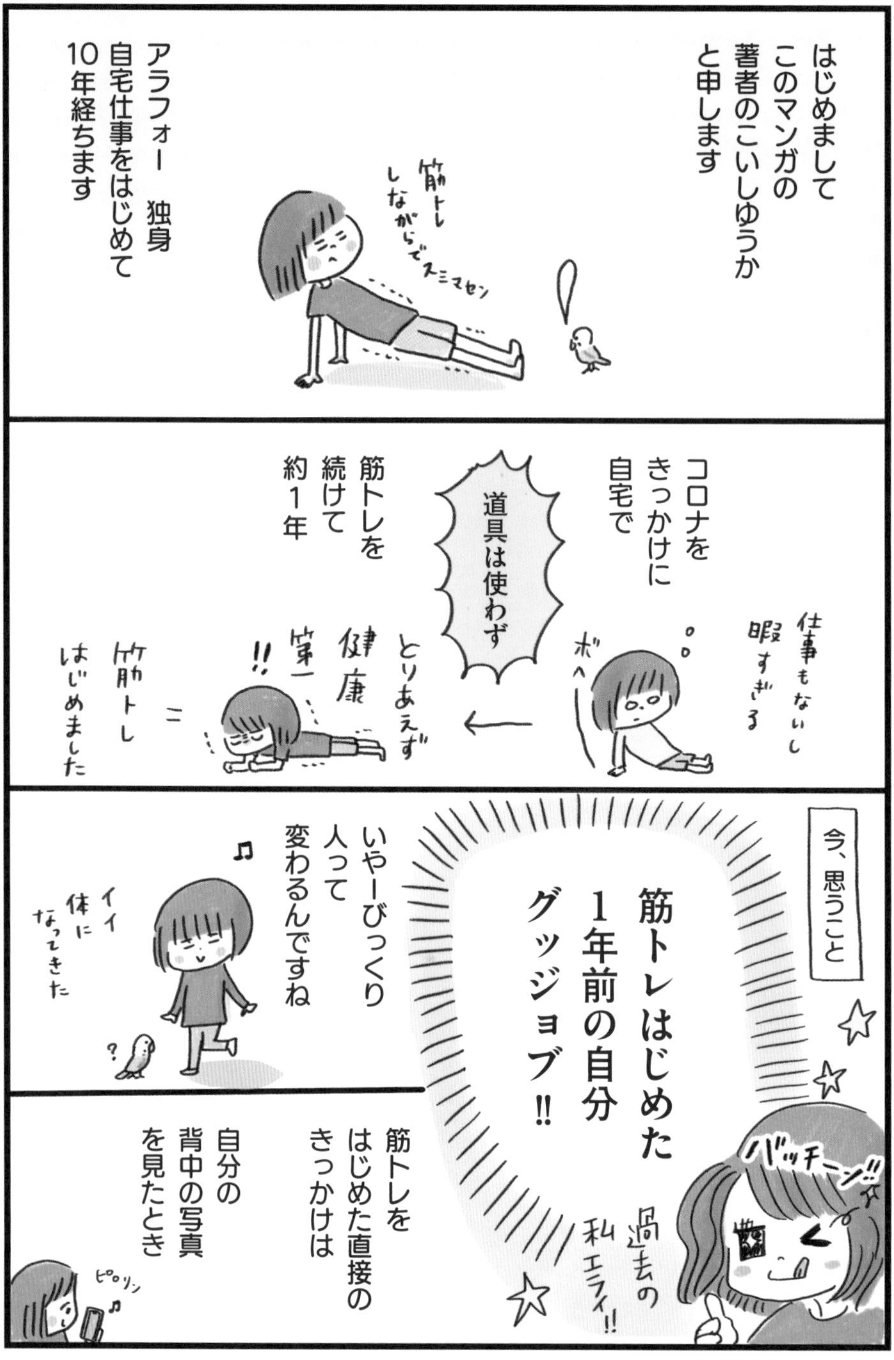

はじめまして
このマンガの
著者のこいしゆうか
と申します
筋トレしながらでスミマセン
アラフォー 独身
自宅仕事をはじめて
10年経ちます
コロナを
きっかけに
自宅で
仕事もないし暇すぎる
ポヘー
道具は使わず
とりあえず健康第一!!
筋トレを
続けて
約1年
筋トレはじめました
今、思うこと
筋トレはじめた
1年前の自分
グッジョブ!!
バッチーン!!
過去の私エライ!!
いやーびっくり
人って
変わるんですね
イイ体になってきた
筋トレを
はじめた直接の
きっかけは
自分の
背中の写真
を見たとき
ピロリン

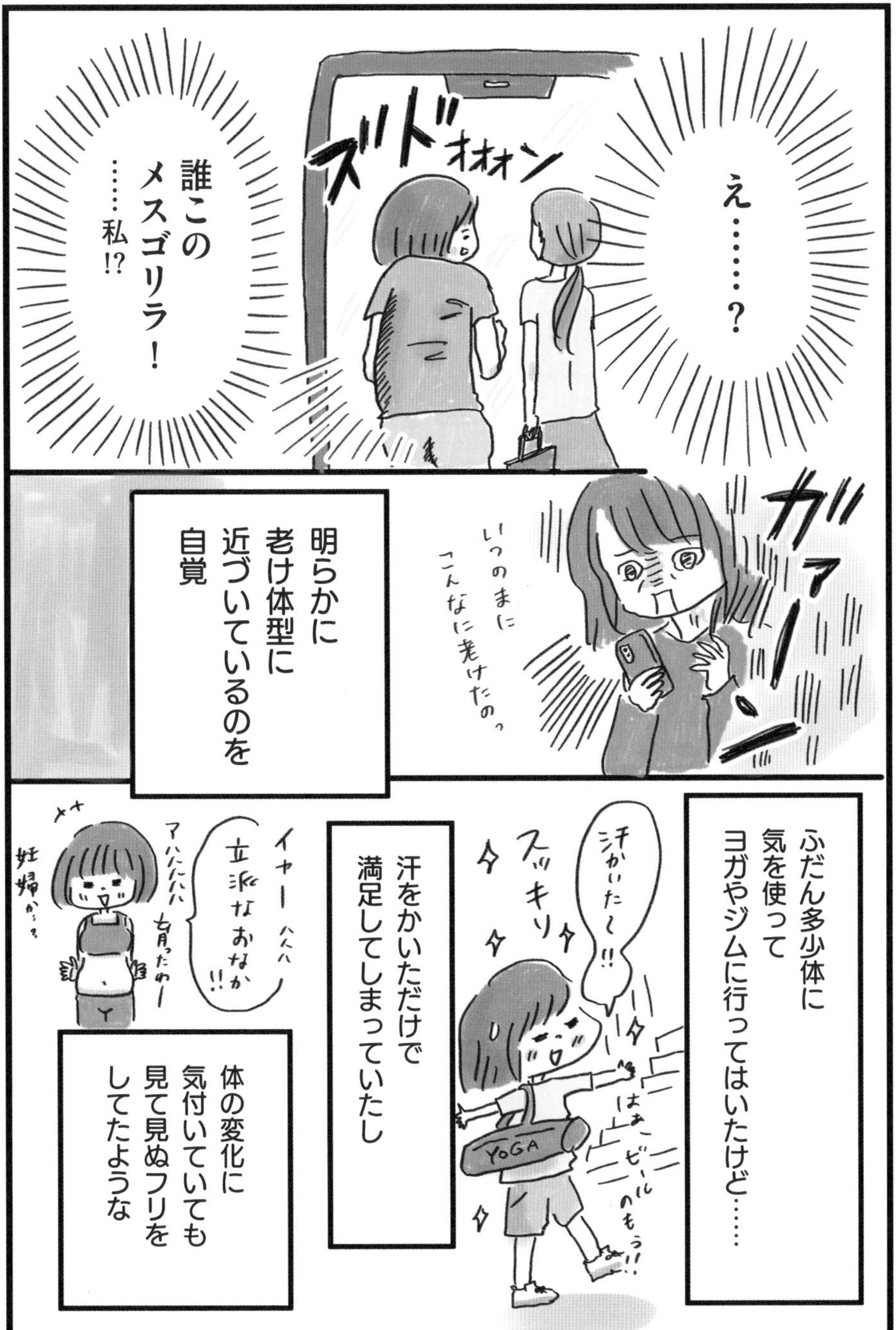
え……？
ズドオオオン
誰このメスゴリラ！
……私!?
ガァーン
いつのまにこんなに老けたの…
明らかに老け体型に近づいているのを自覚
ふだん多少体に気を使ってヨガやジムに行ってはいたけど……
汗かいたし!!
スッキリ
はぁ〜ビールのもう!!
YOGA
汗をかいただけで満足してしまっていたし
イヤー立派なおなか!!
ハハハ
アハハハハハ 育ったわー
妊婦か…?
体の変化に気付いていても見て見ぬフリをしてたような

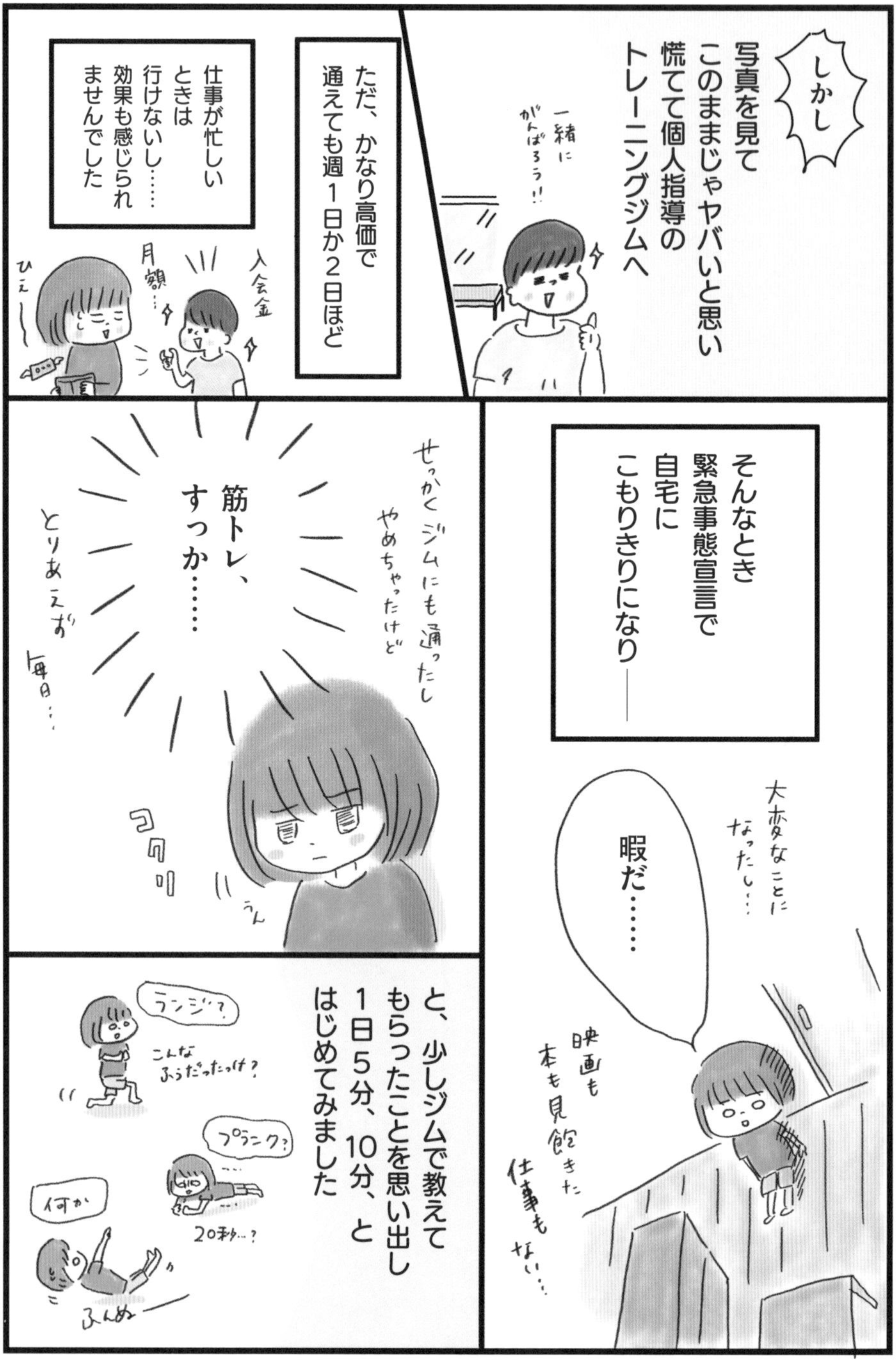
しかし
写真を見て
このままじゃヤバいと思い
慌てて個人指導の
トレーニングジムへ
一緒にがんばろう!!
ただ、かなり高価で
通えても週1日か2日ほど
仕事が忙しい
ときは
行けないし……
効果も感じられ
ませんでした
入会金
月額…
ひぇ〜
そんなとき
緊急事態宣言で
自宅に
こもりきりになり――
大変なことになったし…
暇だ……
映画も
本も見飽きた
仕事もない…
せっかくジムにも通ったし
やめちゃったけど
筋トレ、
すっか……
とりあえず
毎日…
コクリ
うん
と、少しジムで教えて
もらったことを思い出し
1日5分、10分、と
はじめてみました
ランジ?
こんなふうだったっけ?
プランク?
20秒…?
何か
ふんぬ

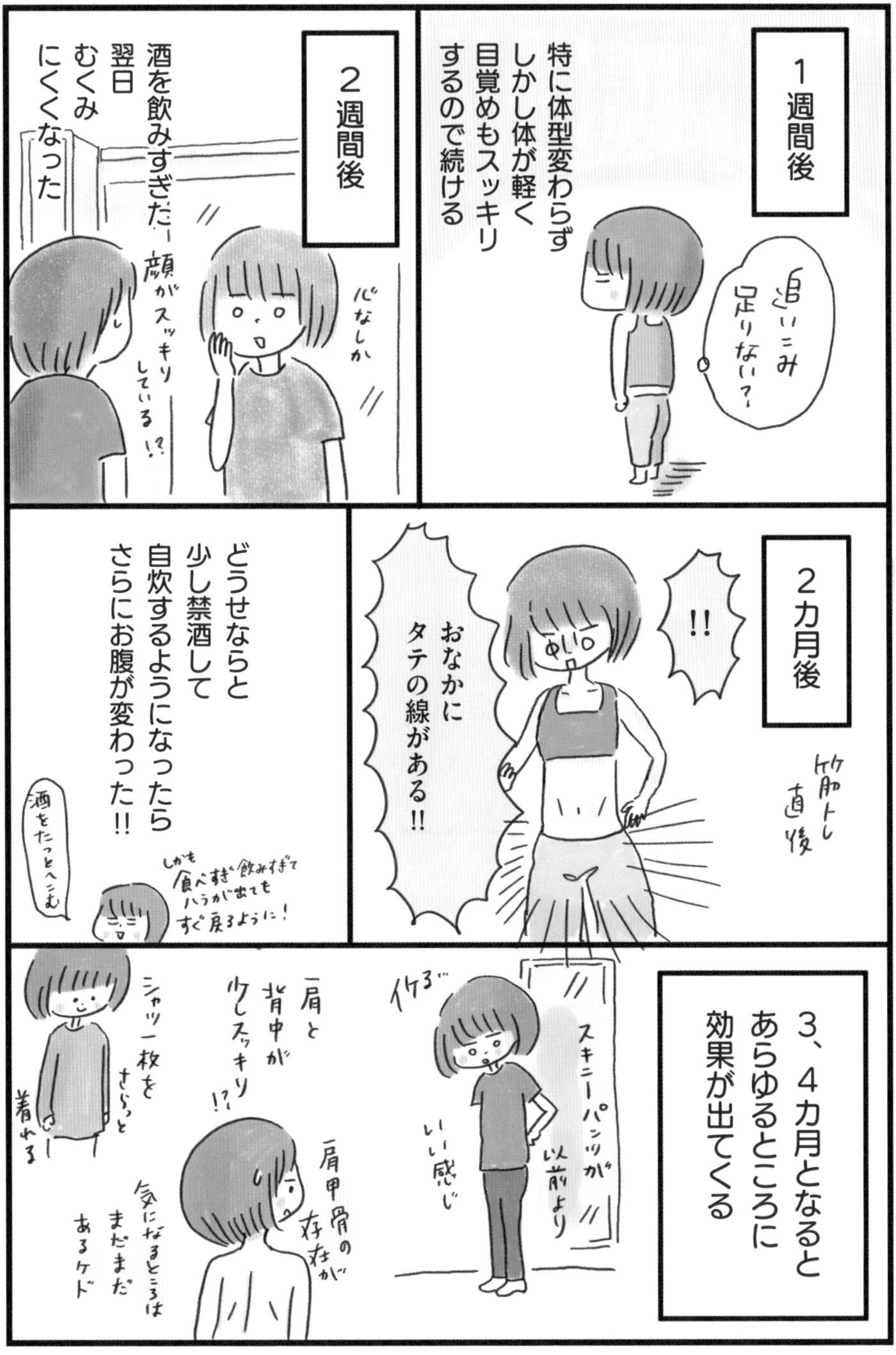
1週間後
特に体型変わらず
しかし体が軽く
目覚めもスッキリ
するので続ける
追いこみ足りない？
2週間後
酒を飲みすぎた
翌日
むくみ
にくくなった
顔がスッキリしている!?
心なしか
2カ月後
!!
おなかにタテの線がある!!
筋トレ直後
どうせならと
少し禁酒して
自炊するようになったら
さらにお腹が変わった!!
しかも食べすぎ飲みすぎてハラが出てもすぐ戻るように！
3、4カ月となると
あらゆるところに
効果が出てくる
スキニーパンツが以前より
いい感じ
肩と背中が少しスッキリ!?
シャツ一枚をさらっと着れる
肩甲骨の存在が
気になるところはまだまだあるケド

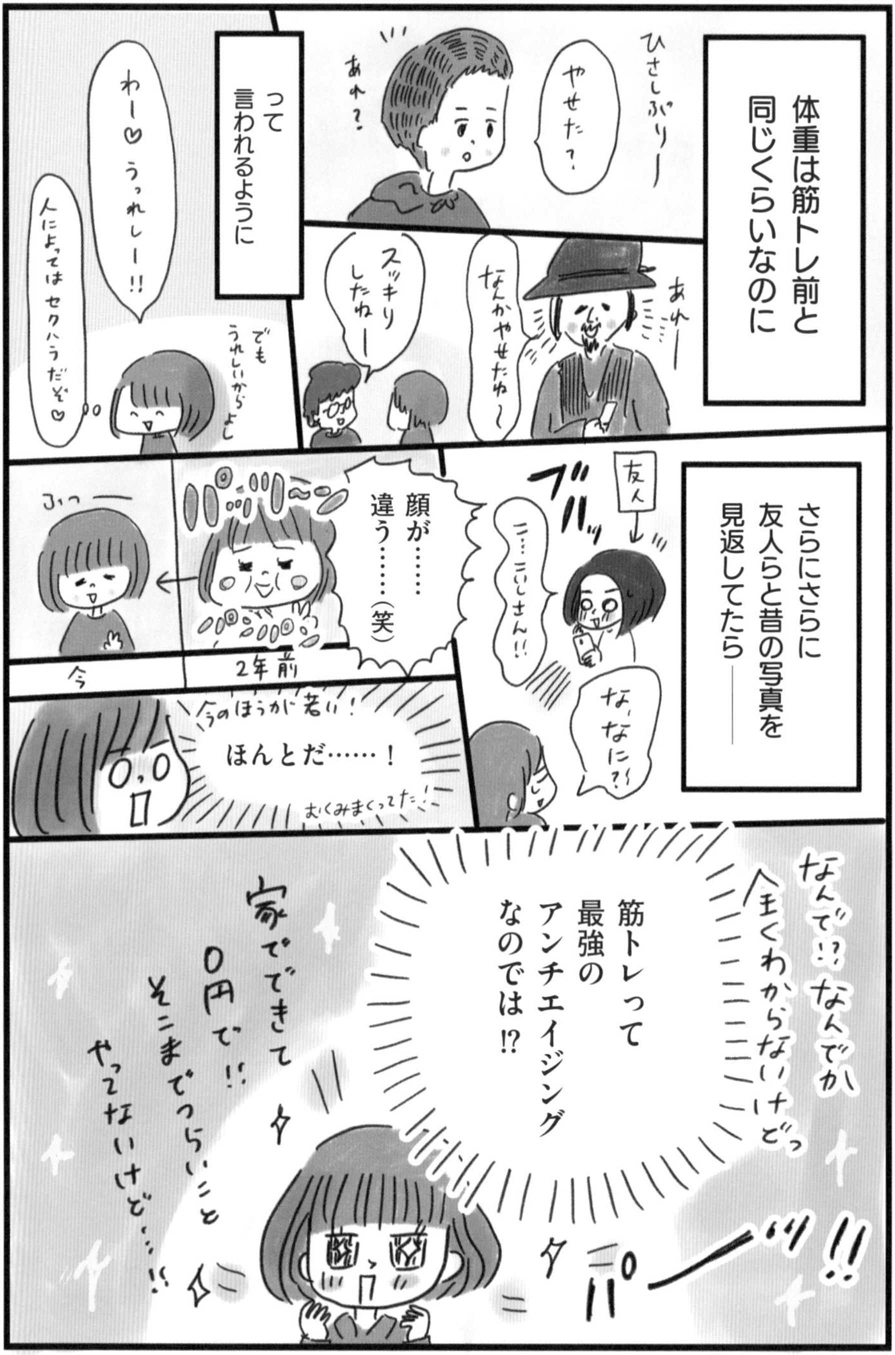
体重は筋トレ前と同じくらいなのに
ひさしぶりー
やせた？
あれ？
あれー
なんかやせたねー
スッキリしたねー
って言われるように
わー♡ うっれしー!!
でもうれしいからよし
人によってはセクハラだぞ♡
さらにさらに友人らと昔の写真を見返してたら——
友人
ブハッ
ニ…ニいしさん!!
な、なに?!
顔が……違う……(笑)
ふっ——
2年前
今
今のほうが若い！
ほんとだ……！
むくみまくってた！
なんで!? なんでか全くわからないけどっ
筋トレって最強のアンチエイジングなのでは!?
パーーッ!!
家でできて0円で!! そこまでつらいことやってないけど…!!

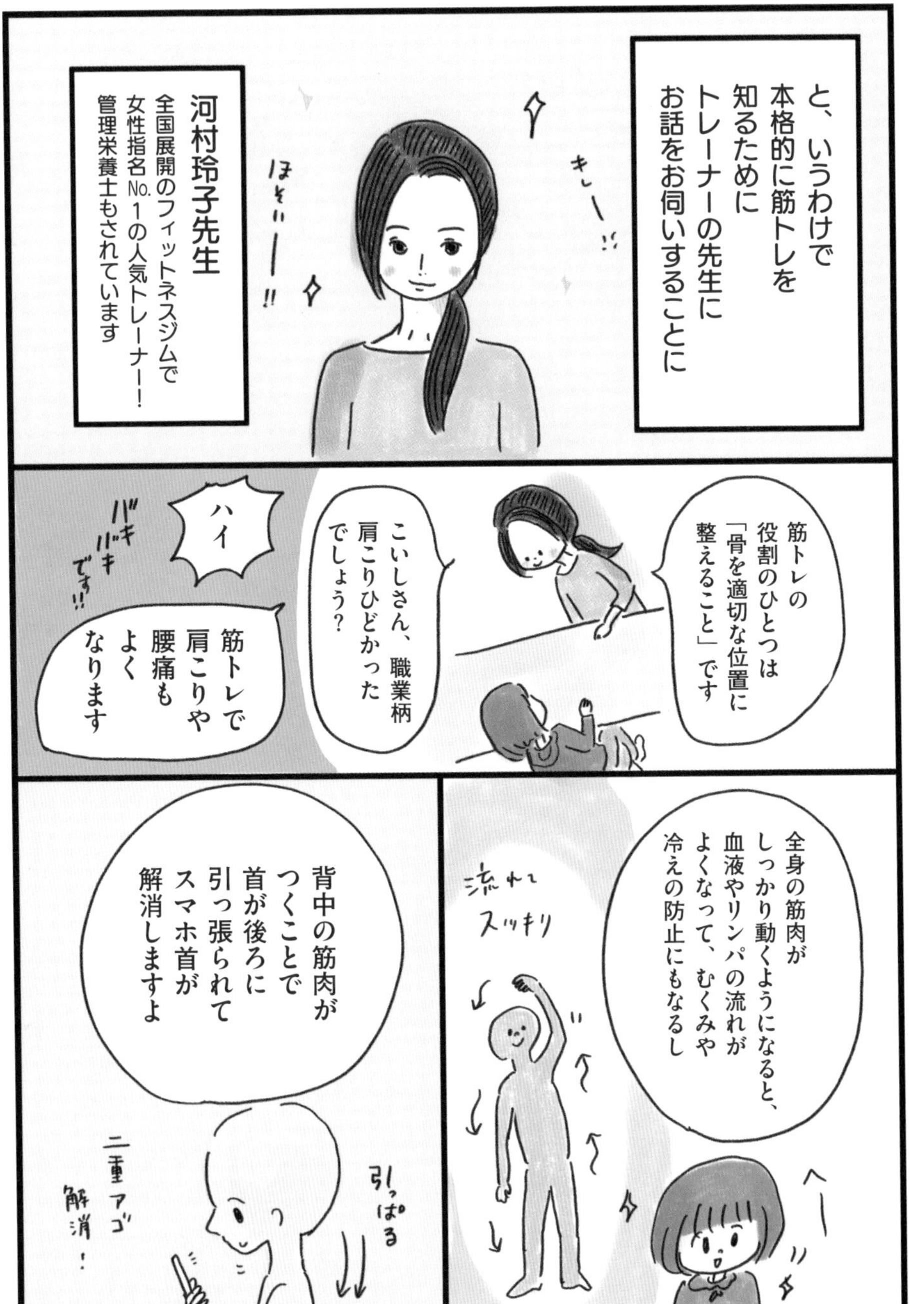
と、いうわけで本格的に筋トレを知るためにトレーナーの先生にお話をお伺いすることに
キレー!!
ほそいーー!!
河村玲子先生
全国展開のフィットネスジムで女性指名No.1の人気トレーナー！管理栄養士もされています
筋トレの役割のひとつは「骨を適切な位置に整えること」です
こいしさん、職業柄肩こりひどかったでしょう?
ハイ
バキバキです!!
筋トレで肩こりや腰痛もよくなります
全身の筋肉がしっかり動くようになると、血液やリンパの流れがよくなって、むくみや冷えの防止にもなるし
流れてスッキリ
へーー
背中の筋肉がつくことで首が後ろに引っ張られてスマホ首が解消しますよ
引っぱる
二重アゴ解消!

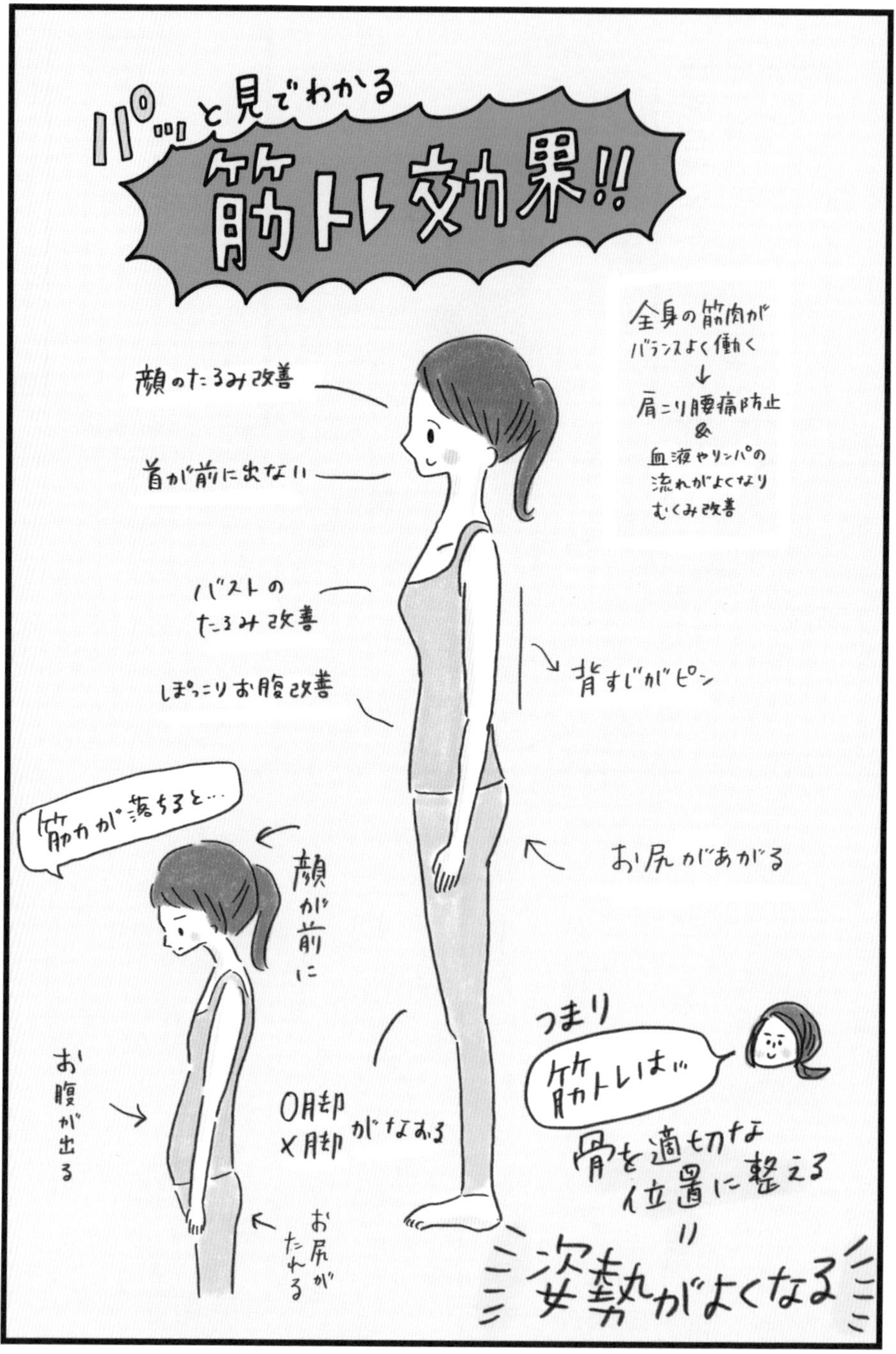
パッと見でわかる
筋トレ効果!!
全身の筋肉が
バランスよく働く
↓
肩こり腰痛防止
&
血液やリンパの
流れがよくなり
むくみ改善
顔のたるみ改善
首が前に出ない
バストの
たるみ改善
背すじがピン
ぽっこりお腹改善
筋力が落ちると…
顔が前に
お尻があがる
お腹が出る
O脚
X脚がなおる
お尻がたれる
つまり
筋トレは
骨を適切な
位置に整える
姿勢がよくなる

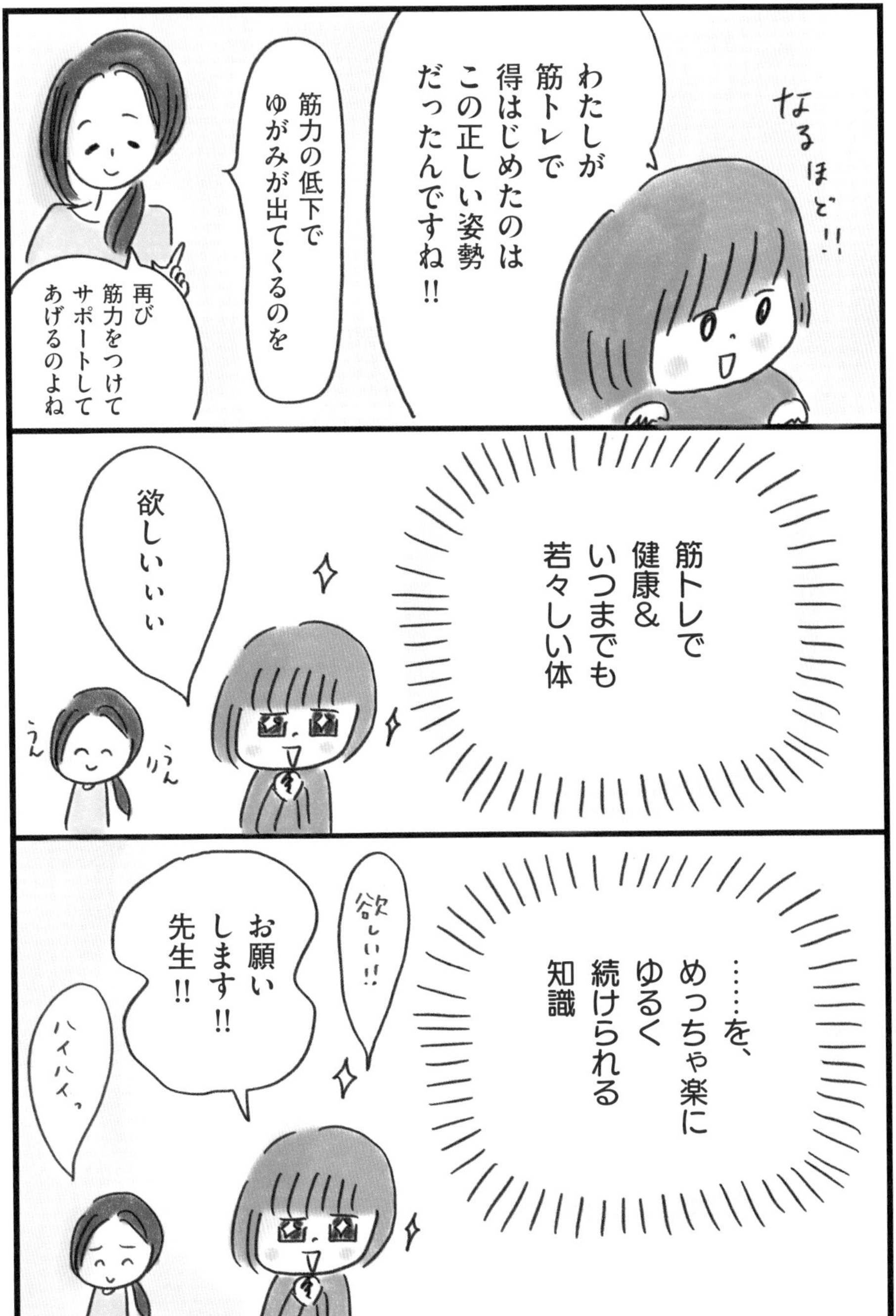
なるほど!!
わたしが筋トレで得はじめたのはこの正しい姿勢だったんですね!!
筋力の低下でゆがみが出てくるのを
再び筋力をつけてサポートしてあげるのよね
筋トレで健康&いつまでも若々しい体
欲しいぃぃ
うんうん
うん
……を、めっちゃ楽にゆるく続けられる知識
欲しい!!
お願いします!!先生!!
ハイハイっ

CONTENTS

本書でのおもな部位の名称と範囲

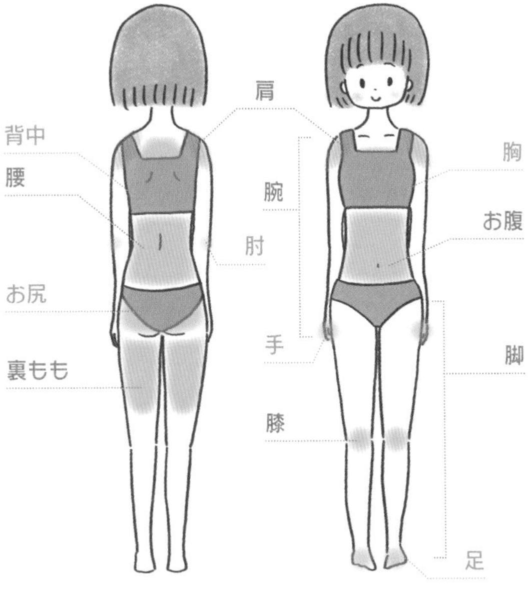

こいし流 筋トレが楽しくなるアイデア

筋トレ特集や動画を見る

雑誌やwebの筋トレ特集を見ると、知識がついたり、意外な発見があって、モチベーションが上がります。YouTubeの動画もおすすめ。いろいろな人のチャンネルを巡ってみると面白い！

家族や友達を誘ってみる

一緒に頑張る「筋トレ仲間」を作るとやる気が出るし、サボり防止に！ LINEグループを作ったり、TwitterやInstagramに筋トレ日記を投稿して報告しあってみて。目標をシェアすると、達成できたときの喜びも倍！

筋トレ直後に鏡を見てみる

筋トレ直後は、「パンプアップ」という筋肉が大きくなる現象が起こります。追い込んだ日には、ぜひ筋トレ後に鏡を見てみて！ いつもとは体が違って見えるかも。効果が目に見えるから達成感があるよ。

1章

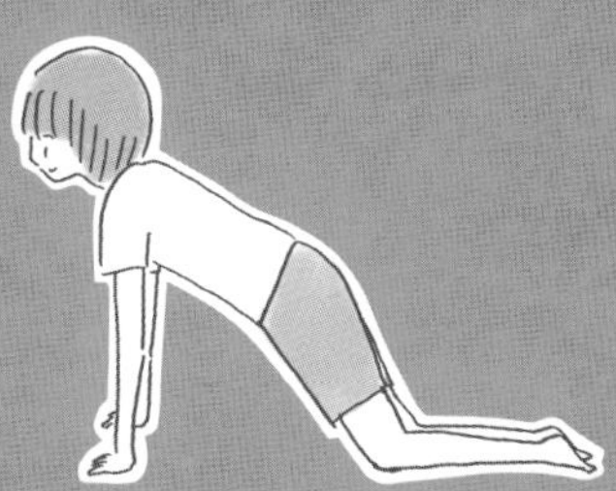

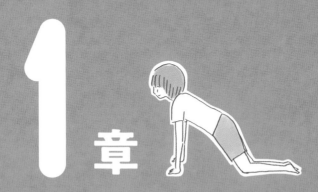

はじめの一歩
ベッドでできる体幹トレ

- 膝つき立ち（プランク）
- 片ひじ立ち（サイドプランク）
- 逆腕立ち（リバースプランク）
- 片腕片脚伸ばし（デッドバグ）

続けるためのマイルール

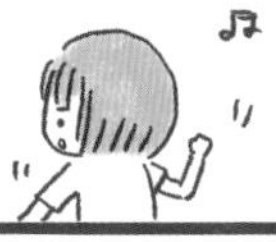

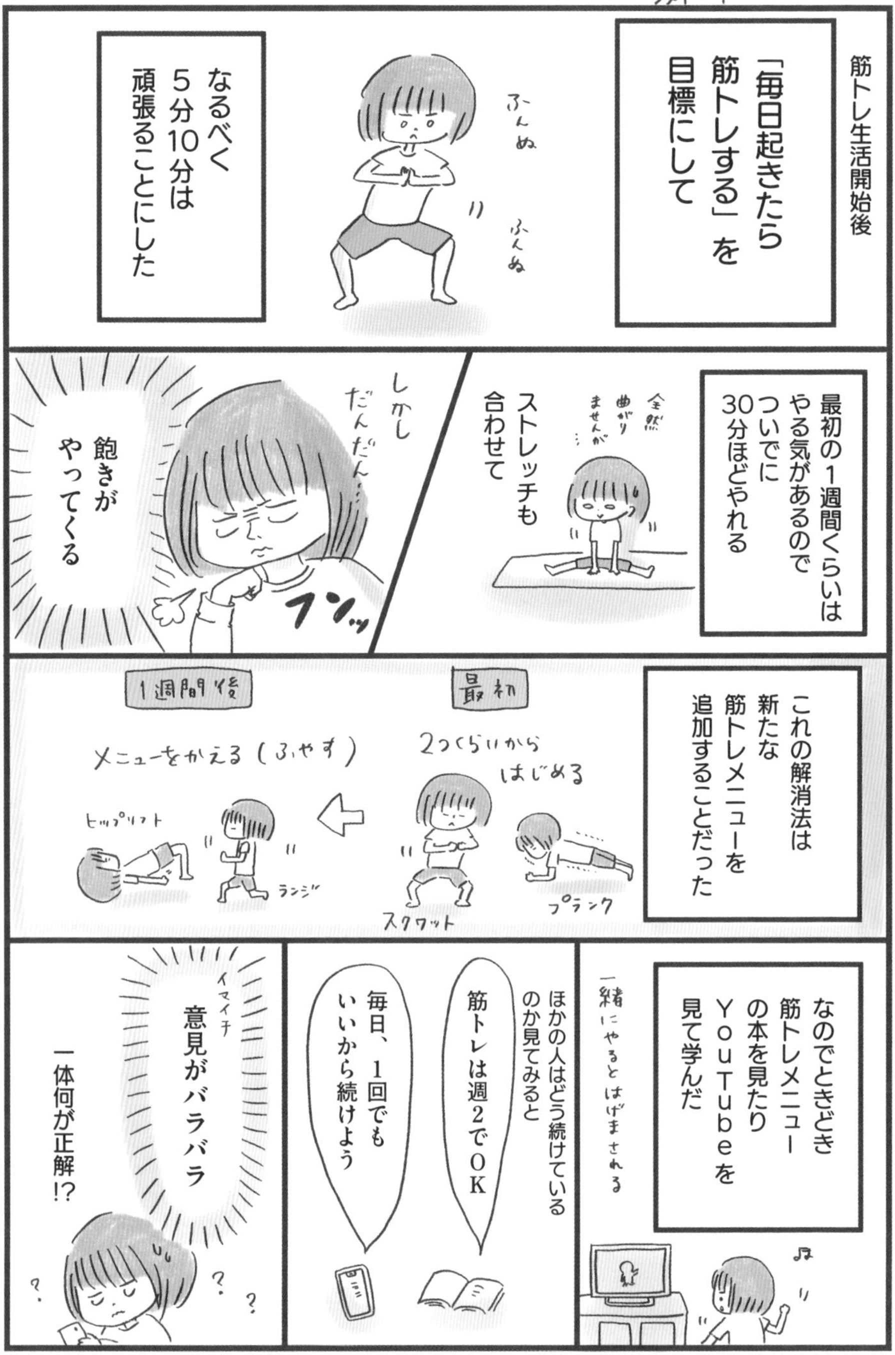
筋トレ生活開始後
「毎日起きたら筋トレする」を目標にして
ふんぬ
ふんぬ
なるべく5分10分は頑張ることにした
最初の1週間くらいはやる気があるのでついでに30分ほどやれる
全然曲がりませんが…
ストレッチも合わせて
しかしだんだん…
飽きがやってくる
フンッ
これの解消法は新たな筋トレメニューを追加することだった
最初
2つくらいからはじめる
プランク
スクワット
1週間後
メニューをかえる（ふやす）
ランジ
ヒップリフト
なのでときどき筋トレメニューの本を見たりYouTubeを見て学んだ
一緒にやるとはげまされる
ほかの人はどう続けているのか見てみると
筋トレは週2でOK
毎日、1回でもいいから続けよう
イマイチ
意見がバラバラ
一体何が正解!?

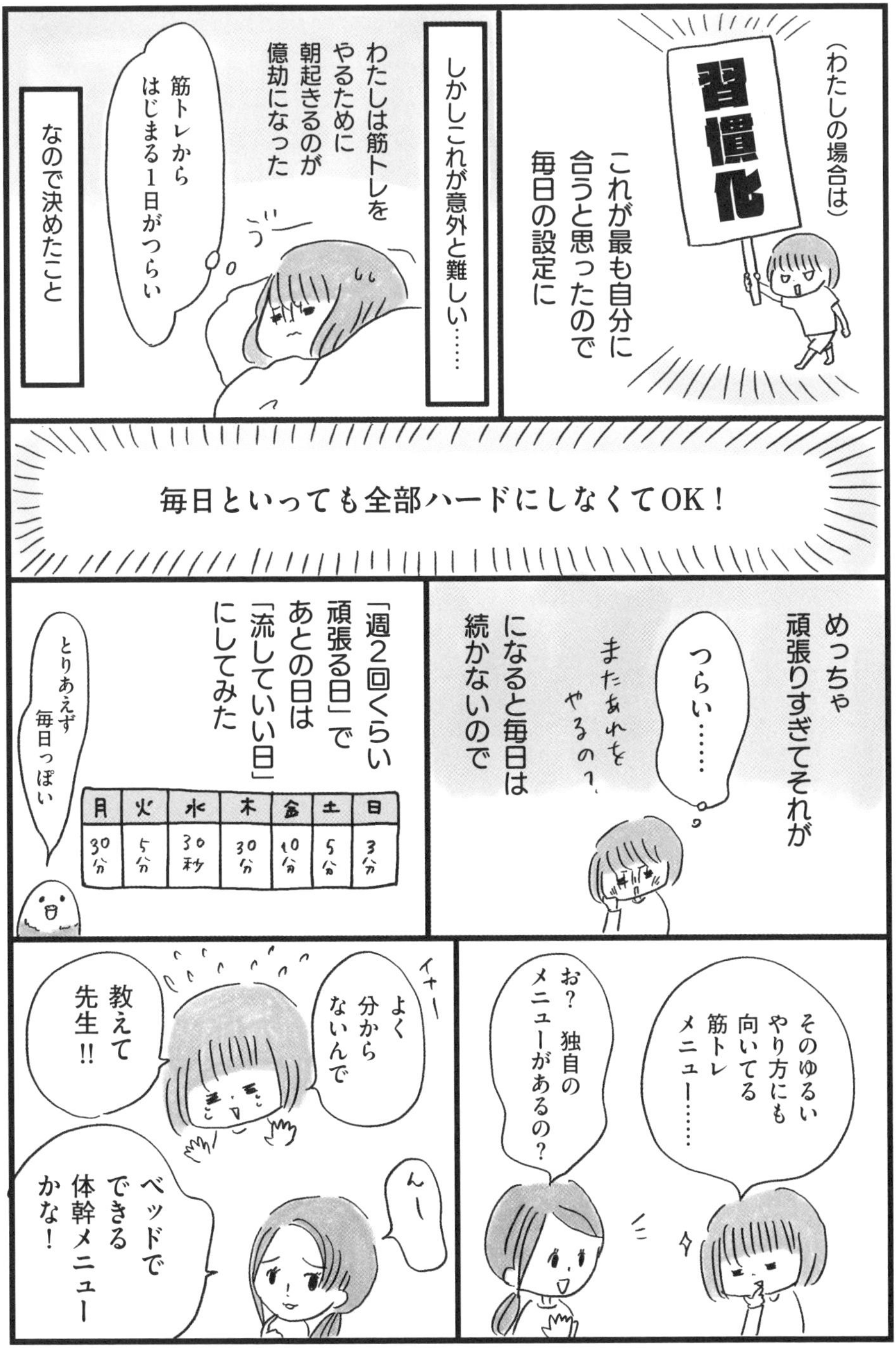
（わたしの場合は）
習慣化
これが最も自分に合うと思ったので毎日の設定に
しかしこれが意外と難しい……
わたしは筋トレをやるために朝起きるのが億劫になった
筋トレからはじまる1日がつらい
なので決めたこと
毎日といっても全部ハードにしなくてOK！
めっちゃ頑張りすぎてそれが
つらい……
またあれをやるの？
になると毎日は続かないので
「週2回くらい頑張る日」であとの日は「流していい日」にしてみた
とりあえず毎日っぽい
月 火 水 木 金 土 日
30分 5分 30秒 30分 10分 5分 3分
そのゆるいやり方にも向いてる筋トレメニュー……
お？ 独自のメニューがあるの？
イヤー
よく分からないんで
教えて先生!!
んー
ベッドでできる体幹メニューかな！

膝つき立ち

プランク（膝つき）

目標

1回 20~30秒

2~3回

1 両肘を曲げ床に手をつく

床にうつ伏せになり、腕をバッタの脚のようにします

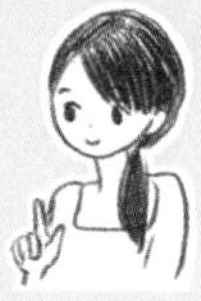

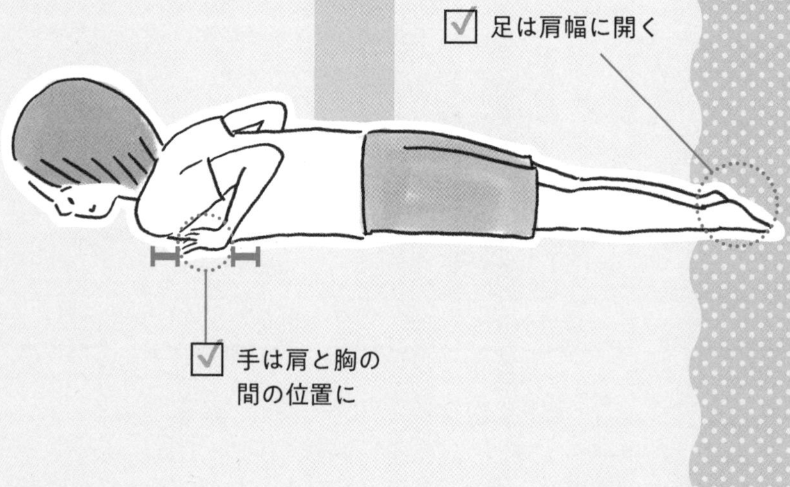

good ポイント

- お腹が薄くなる
- 腰痛が改善

2 体を持ち上げる

お腹に力を入れて膝から上を持ち上げます。
その姿勢で、**20 ～ 30秒キープ！**
呼吸を忘れないように注意しましょう

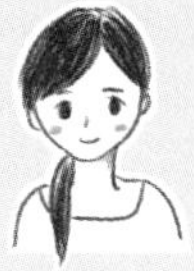

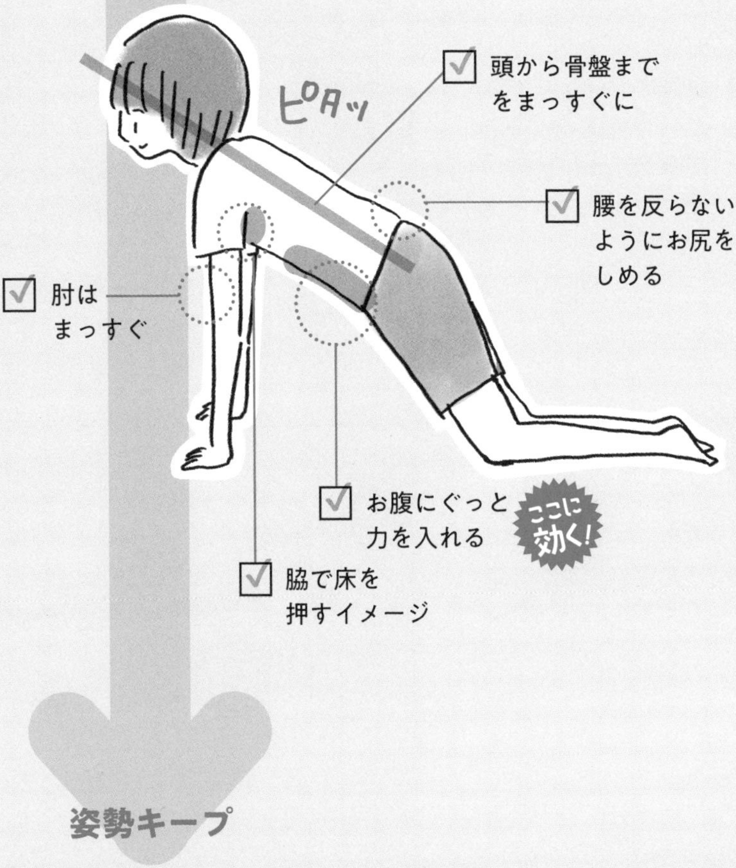
ピタッ
頭から骨盤までをまっすぐに
腰を反らないようにお尻をしめる
肘はまっすぐ
お腹にぐっと力を入れる
ここに効く!
脇で床を押すイメージ

姿勢キープ

LEVEL UP! こんなやり方も

膝をついた状態で安定してきたら、脚を伸ばす通常の「プランク」に挑戦！

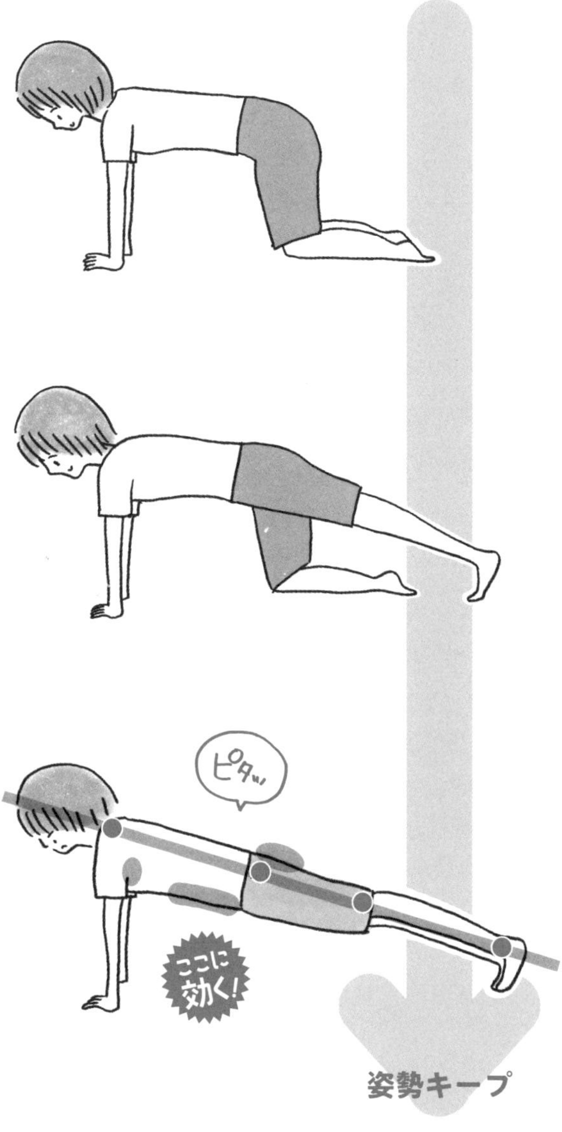

1 頭～骨盤をまっすぐにして、手を肩の下に置きます。
肘もまっすぐ

2 片脚ずつ伸ばしていき、手とつま先で体を支える姿勢に

3 この状態で20～30秒キープ！
お尻が上がったり腰を反ったりしないように注意。足は背のびするイメージで

膝つき立ち（プランク）は

ここに効く

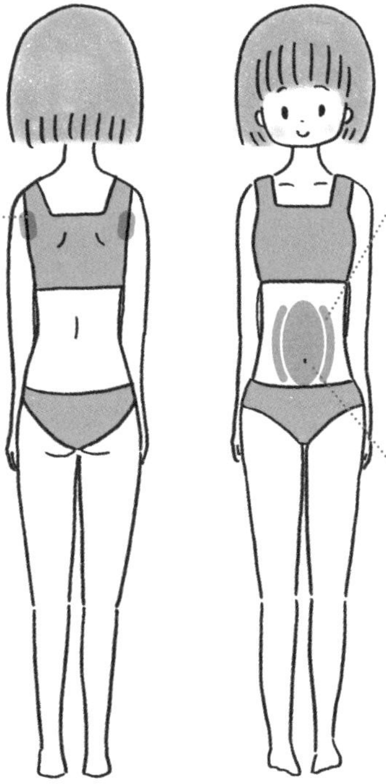

前鋸筋（ぜんきょきん）
肩甲骨と肋骨を結ぶインナーマッスルで、肩甲骨を前に出す（菱形筋と反対）ときに使います。鍛えると腕が根元から安定し、腕や手の負担が軽減。肩こり解消にも効果的です。

腹横筋（ふくおうきん）
体幹の肋骨がない部分をコルセットのように囲い、安定させています。鍛えると、胴回りが細くなったり、腹圧が高まって動作が安定したり、腰痛が改善したりします。

腹直筋（ふくちょくきん）
体幹の正面にあり、肋骨から骨盤を結ぶ縦に長い筋肉。骨盤と肋骨の位置を調整して背骨を整えたり、腰を丸める働きがあります。鍛えると反り腰が改善し、お腹のラインが入ります。

“「体幹」とは広い意味では、腕・脚・頭を除いた部分＝胴体のこと。体幹の筋肉には、体の深層にある背骨と骨盤を支える筋肉と、それを外側からホールドする筋肉があります。「膝つき立ち」は、体幹の前面の筋肉を強化。主にお腹の筋肉に刺激が入ります。お腹を薄くしたり、反り腰を改善する効果があります。”

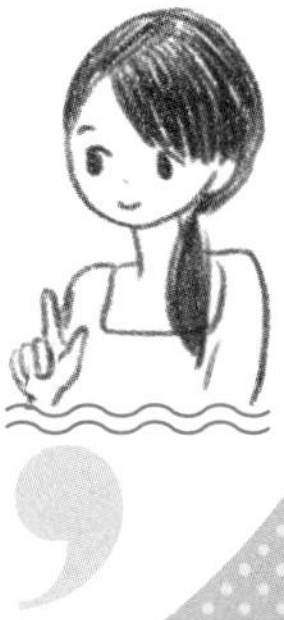

片ひじ立ち

サイドプランク（膝つき）

目標
片側 1回 20~30秒
片側 2~3回

1 横向きに寝る

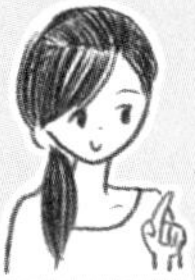

横向きになって、耳、肩、骨盤まで一直線にします

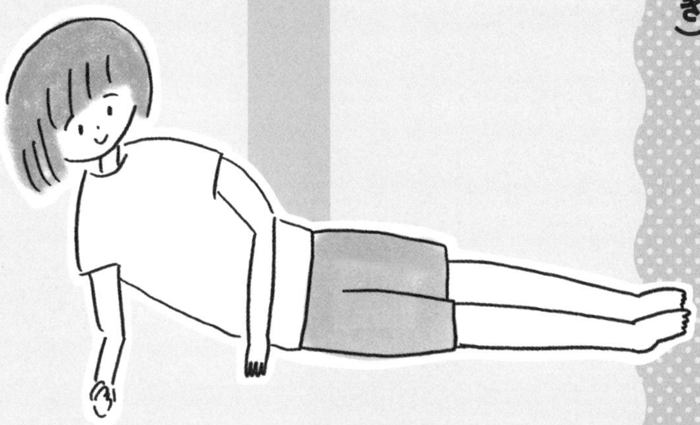

goodポイント

- くびれの強調
- 脇の下がスッキリ
- 肩こりが改善

2 膝を曲げる

脚を揃えてそのまま膝を曲げます。膝は自然に曲がる角度でOK

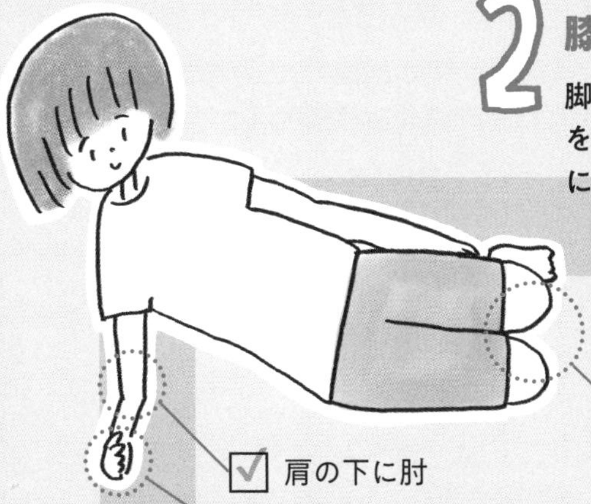
肩の下に肘
小指側が下
しっかり曲げても、ちょっと曲げるだけでも大丈夫

3 体を持ち上げる

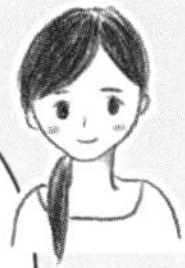

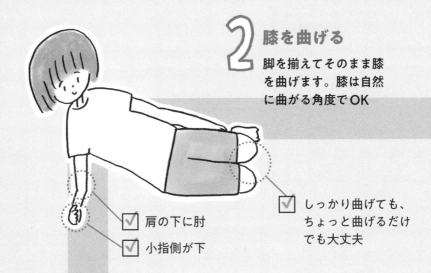

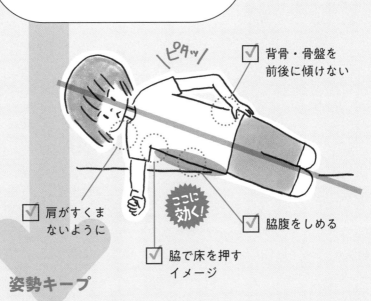

脇の下で床を押すイメージで体を持ち上げます。背骨、骨盤を一直線にした状態で、**20～30秒キープ！**
反対側も同じように行います

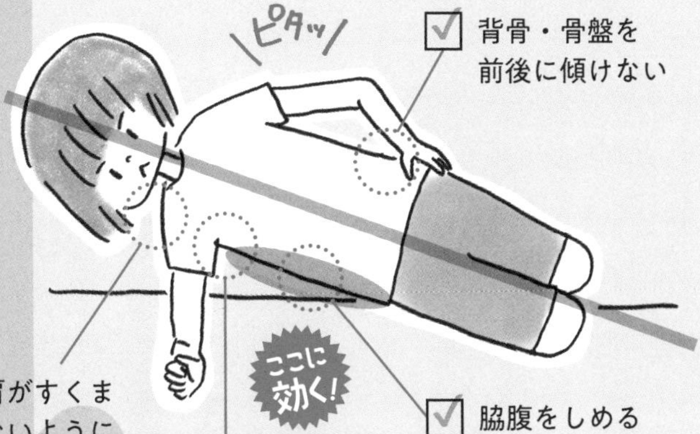
ピタッ
背骨・骨盤を前後に傾けない
ここに効く!
肩がすくまないように
脇腹をしめる
脇で床を押すイメージ

姿勢キープ

LEVEL UP!

こんなやり方も

膝をついた状態で安定してきたらステップアップ！膝を伸ばして通常の「サイドプランク」にトライしてみましょう。

1 横向きになって、肩の下に肘をつきます。膝は伸ばします

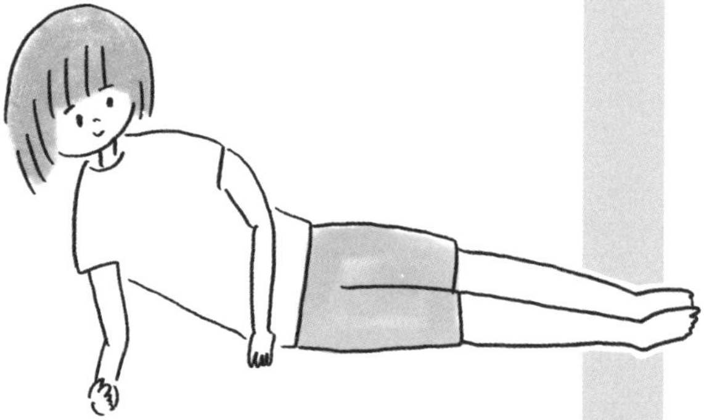

2 脇で床を押すようにして体を持ち上げ20～30秒キープ！ 腕が床に対して垂直になるように。
反対側も同じように行います

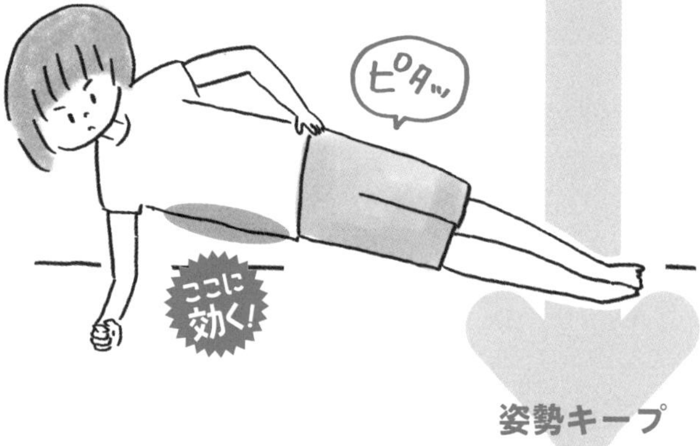

姿勢キープ

片ひじ立ち（サイドプランク）は

ここに効く

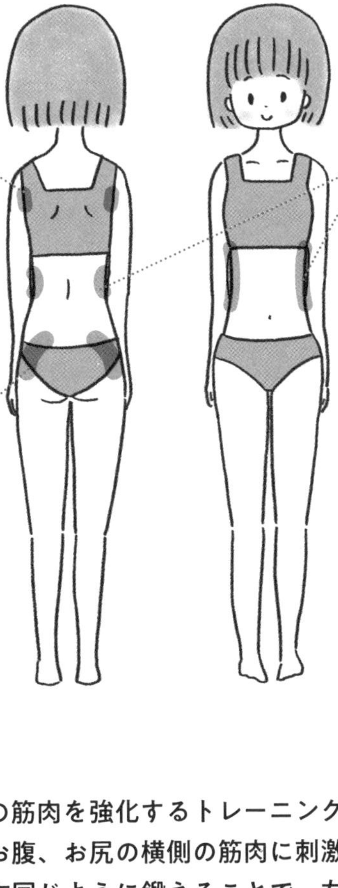

前鋸筋（ぜんきょきん）

肩甲骨と肋骨を結ぶインナーマッスルで、肩甲骨を前に出す（菱形筋と反対）ときに使います。鍛えると腕が根元から安定し、腕や手の負担が軽減。肩こり解消にも効果的です。

中臀筋（ちゅうでんきん）

お尻の横側にある筋肉。骨盤を支えており、片脚立ちの時に骨盤が横にずれるのを防ぎます。鍛えるとお尻の側面や上部から曲線ができ、美尻作りには欠かせません。

腹斜筋群

（ふくしゃきんぐん）

肋骨と骨盤をガムテープのように斜めにつないでいます。体を横に倒す、捻るときに働きます。鍛えると肋骨と骨盤が近づき、反り腰が改善されます。

体幹の側面の筋肉を強化するトレーニングです。脇の下からお腹、お尻の横側の筋肉に刺激が入ります。左右同じように鍛えることで、左右のくびれの位置が整ったり、横方向への背骨の歪みを改善する効果あり。また、脇の安定性が増すことで、腕を体幹から動かせるようになり、肩がこりづらくなります。

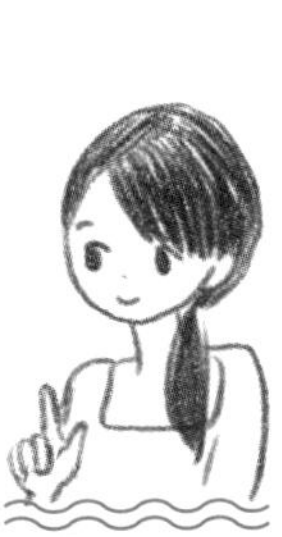

目標

1回 20~30秒

2~3回

逆《さか》腕《うで》立ち

リバースプランク（肘伸ばし）

1 坐骨を立てて座る

床に座り、手を後ろに置きます。
一度お尻を持ち上げて腰を反り、
座り直します

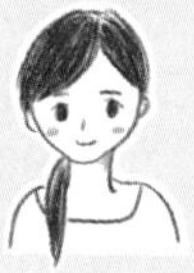

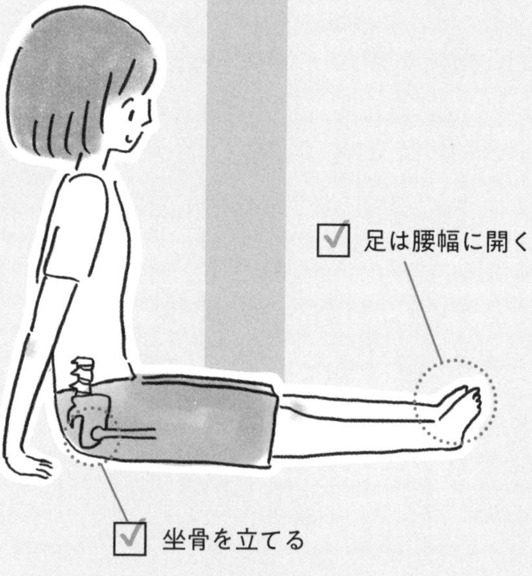

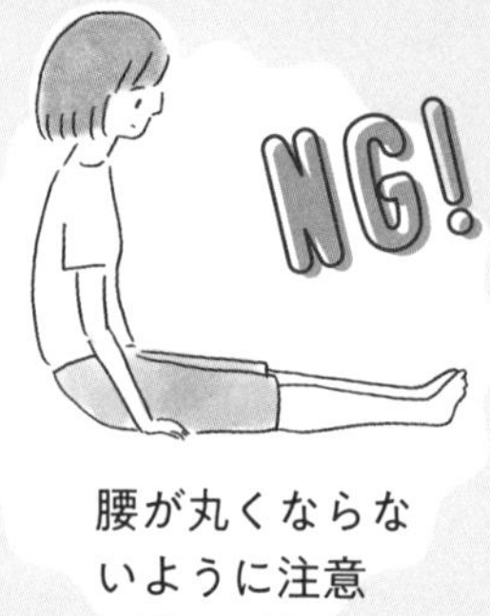

腰が丸くならないように注意しましょう

good ポイント

- 猫背が改善
- 背中がスッキリ
- ヒップアップ

2 胸を張る

両肩を開き、鎖骨を持ち上げるように胸を張ります

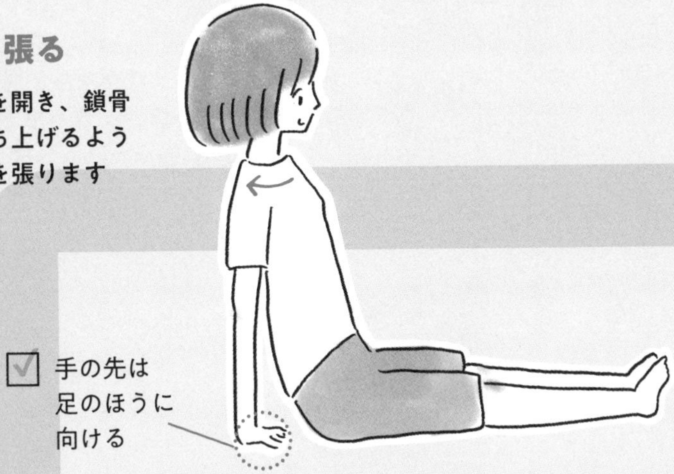
手の先は
足のほうに
向ける

3 体を持ち上げる

お尻をしめながら体を持ち上げ、胸を開いた状態でキープ。
最初は無理なく。**20～30秒キープ**

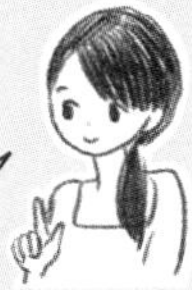

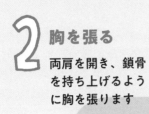

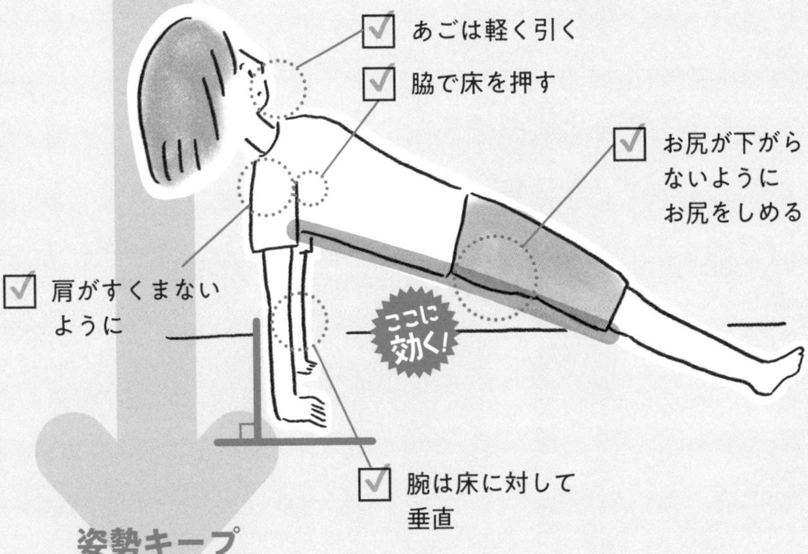
あごは軽く引く
脇で床を押す
お尻が下がらないようにお尻をしめる
肩がすくまないように
ここに効く！
腕は床に対して垂直

姿勢キープ

LEVEL UP!

こんなやり方も

手のひらで支える状態から、肘で支える状態に変えると負荷がアップ。こちらもまずは20秒から、慣れてきたら30秒キープを目指しましょう

1 肘をついて、肩から腕が床に対して垂直になるようにします

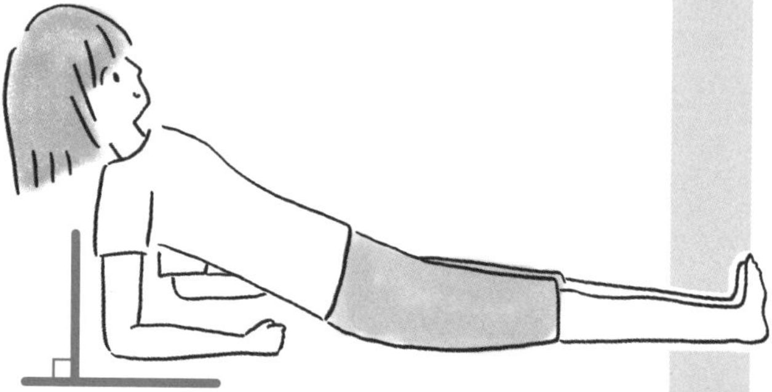

2 胸を張り、お尻を持ち上げて一直線を保ちます

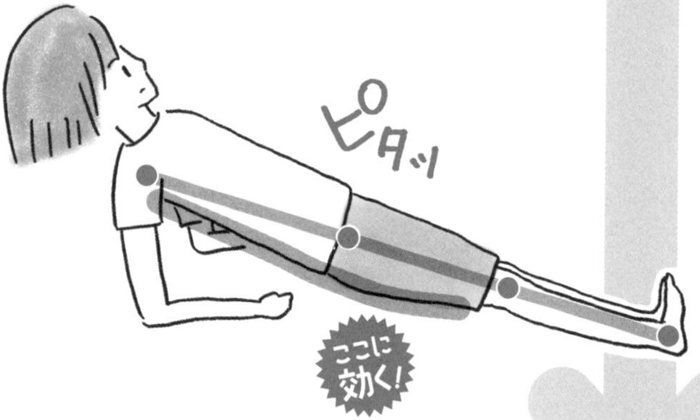

姿勢キープ

逆腕立ち（リバースプランク）は

ここに効く

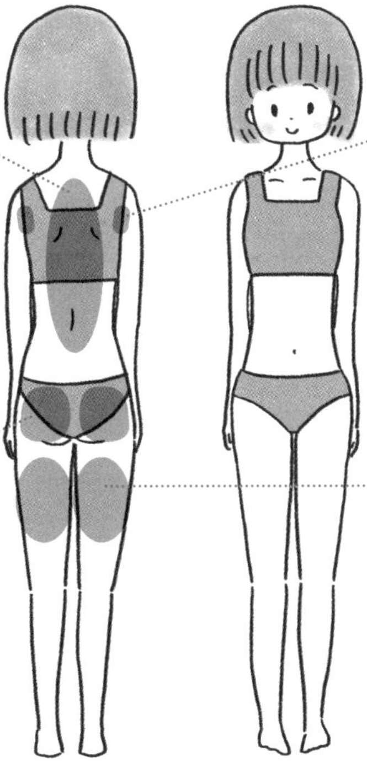

脊柱起立筋群

（せきちゅうきりつきんぐん）

背骨の脇に沿ってついている、3つの筋肉の総称。背骨を後ろから引っ張り、姿勢を支えています。体を横に倒すときにも働きます。鍛えることで、猫背や丸まり腰を防ぎます。

前鋸筋（ぜんきょきん）

肩甲骨と肋骨を結ぶインナーマッスルで、肩甲骨を前に出す（菱形筋と反対）ときに使います。鍛えると腕が根元から安定し、腕や手の負担が軽減。肩こり解消にも効果的です。

大臀筋（だいでんきん）

お尻にある大きな筋肉。股関節を伸ばしたり（脚を後方へ動かす）、広げたり（脚を横に広げる）します。鍛えるとお尻にボリュームが出たり、お尻が上がったりします。

ハムストリングス

太ももの後ろにある4つの筋肉の総称で、膝を曲げたり、股関節を伸ばしたりします。大臀筋と一緒に鍛えると、お尻と裏ももの境にメリハリができ、ヒップアップ効果絶大です。

体幹の背面を強化するトレーニング。背骨を後ろから支える筋肉と、骨盤を支えるお尻の筋肉を鍛えられるので、背骨や骨盤の位置が整い、猫背や腰痛反り腰・丸まり腰が改善します。反り腰を改善すると、腰の負担が減り、腰痛もよくなります。

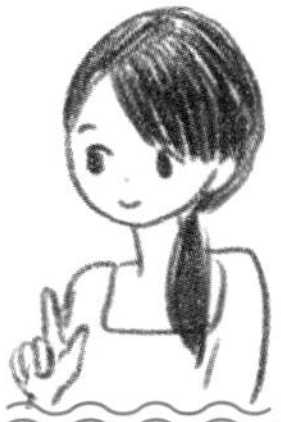

片腕片脚伸ばし

デッドバグ

目標

1セット10回

2~3セット

1 仰向けになる

仰向けになって膝を立てます。腰と床の間に隙間ができるので、一旦お尻を浮かせて腹筋に力を入れ、腰を丸めて床につけ直します

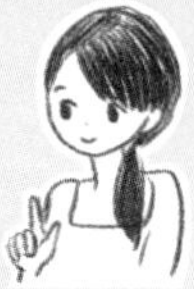

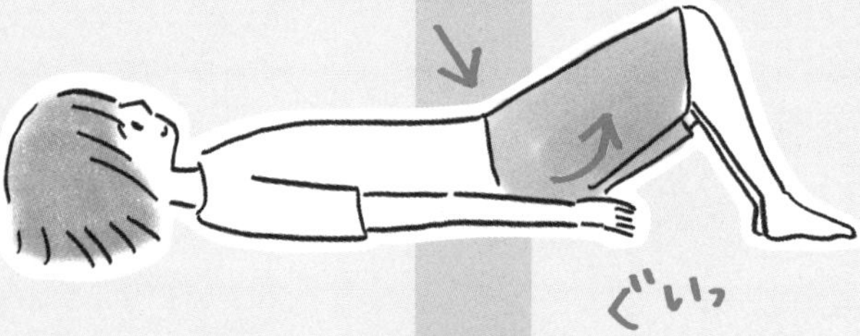

2 腕と脚を持ち上げる

腕を天井に向かって伸ばし、脚は膝が90度になるように片脚ずつ持ち上げます

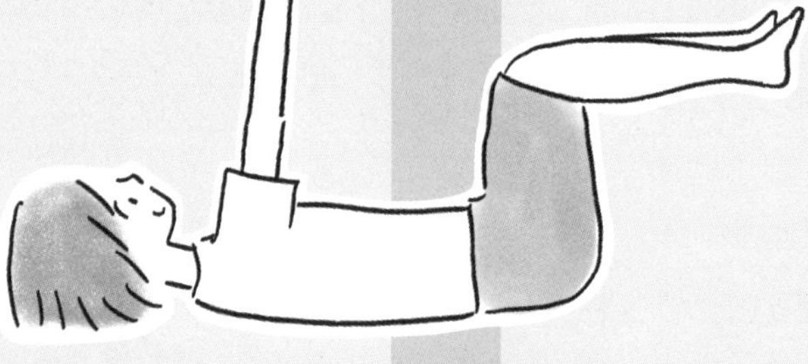

goodポイント

- 反り腰が改善
- お腹が薄くなる
- 腰痛が改善

3、4のポーズ繰り返し

4 左腕・右脚を伸ばす

次に左腕と右脚を、4秒かけ伸ばしながら下ろします。そして4秒かけて戻します

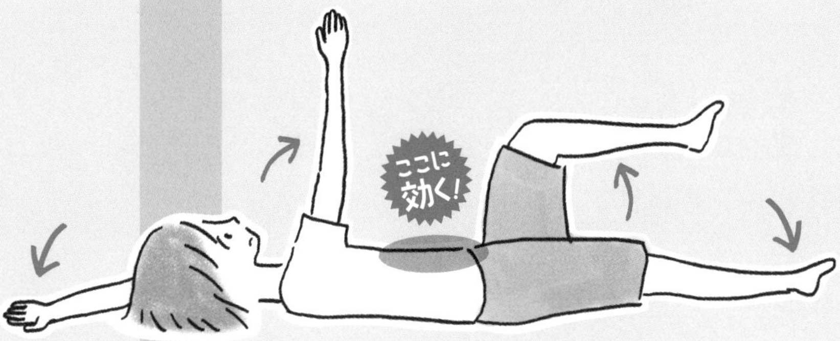
ここに効く!

3 右腕・左脚を伸ばす

右腕と左腕を、4秒かけ伸ばしながら下ろします。そして4秒かけて戻します

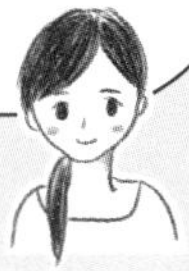

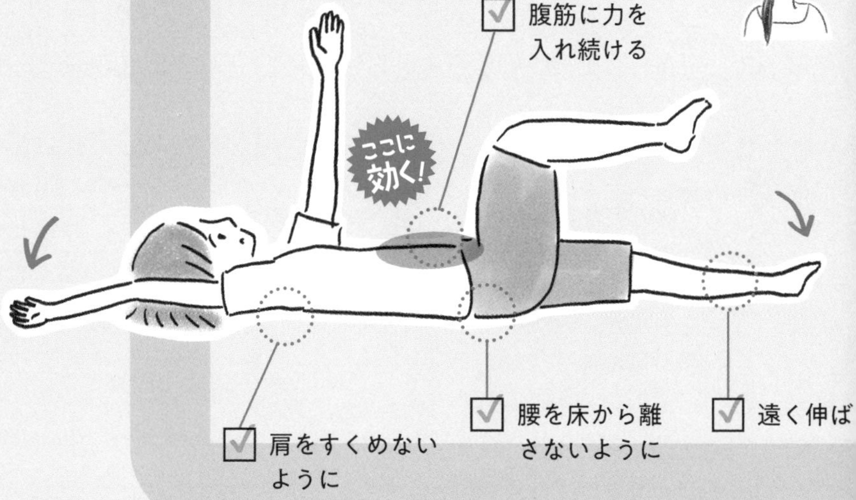
腹筋に力を入れ続ける
ここに効く!
肩をすくめないように
腰を床から離さないように
遠く伸ば

LEVEL UP!

こんなやり方も

背中を床から離して行う「バードドッグ」は、反らす動きで背中の筋肉も使います。お腹と背中両方を意識して行いましょう

1 四つんばいになり、手は肩の下、膝は腰骨の下へ

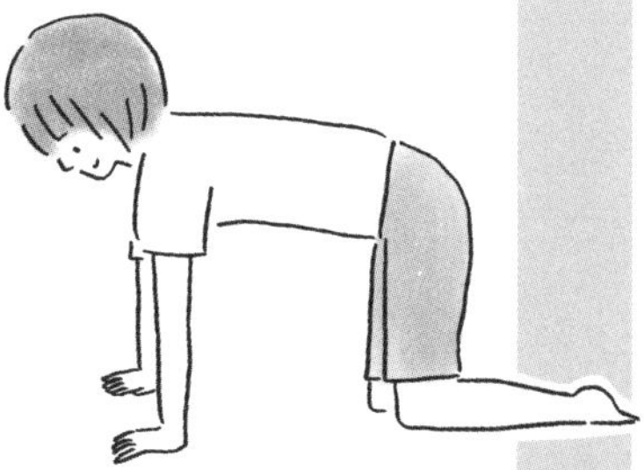

2 4秒で片腕・片脚を上げていきます。背中全体を反らせながら、腕と脚を伸ばします

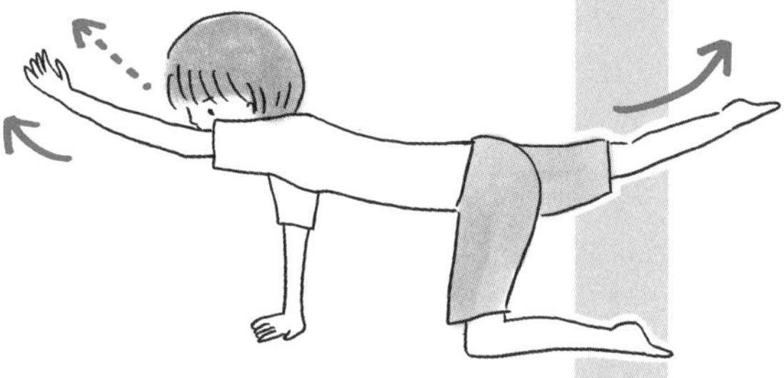

3 反った背中を丸めながら、膝と肘を4秒で近づけます。お腹を使って体をひねるように。右を10回行ったら、左を10回行います

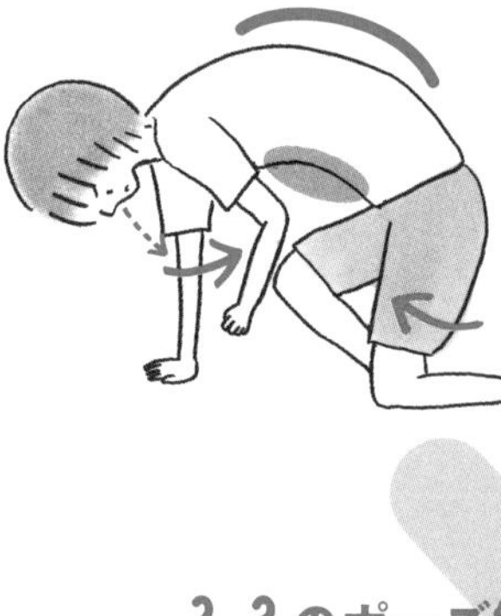

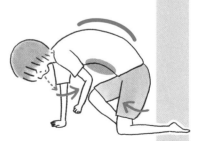

2、3のポーズ繰り返し

片腕片脚伸ばし（デッドバグ）は

ここに効く

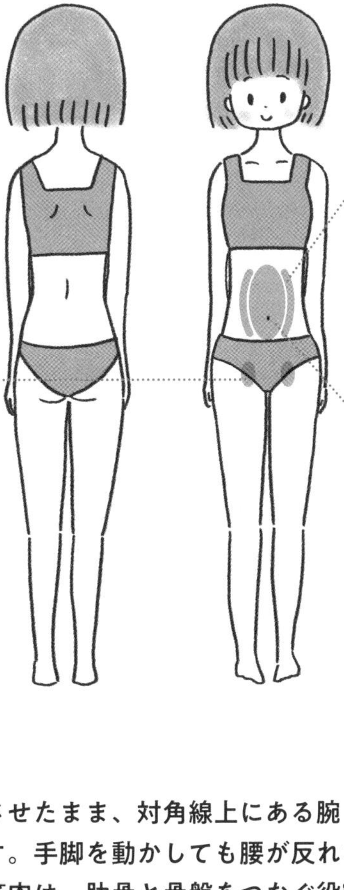

腸腰筋（ちょうようきん）
骨盤、腰骨と脚をつなぐ筋肉で、姿勢保持に欠かせません。太ももを持ち上げる、骨盤を前に傾ける、腰骨の反りを作る働きがあります。鍛えると丸まり腰が改善します。

腹横筋（ふくおうきん）
体幹の肋骨がない部分をコルセットのように囲い、安定させています。鍛えると、胴回りが細くなったり、腹圧が高まって動作が安定したり、腰痛が改善したりします。

腹直筋（ふくちょくきん）
体幹の正面にあり、肋骨から骨盤を結ぶ縦に長い筋肉。骨盤と肋骨の位置を調整して背骨を整えたり、腰を丸める働きがあります。鍛えると反り腰が改善し、お腹のラインが入ります。

体幹を安定させたまま、対角線上にある腕と脚を動かします。手脚を動かしても腰が反れないように保つ筋肉は、肋骨と骨盤をつなぐ役割をしており、背骨の真ん中から下と、骨盤の位置を整えるのに効果的です。また、この筋肉は肋骨を閉じる役割もあるので、お腹が薄くなったり、胴回りが細くなる効果も。

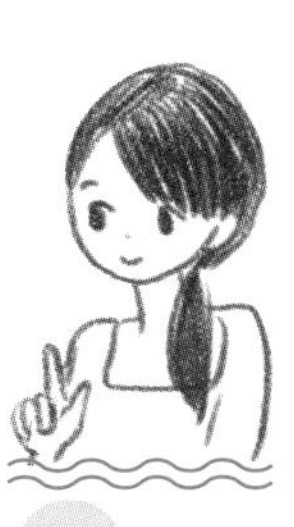

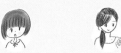

こいし & 河村先生 筋トレ談義

1章は続けやすい筋トレを教えてもらいました！　でも、こういう「ゆるく続けられる」トレーニングでも効果ってあるんですか？　やっぱりもう少し追い込まないと変わらないんじゃ……。

大丈夫です、効果はちゃんとあります。筋トレをはじめるときは、いきなり難しいことをやるのではなくて、簡単なことから徐々にレベルアップしていくことが大切です。

なるほど。いきなり難しい筋トレをすると途中で挫折してしまいそうです。筋トレをすると、どんな変化が起こるんですか？

ちょっと難しい言葉になりますが、まずは「神経筋促通」と「筋持久力の向上」が起こります。そのあとに「筋肉量や筋力の増加」、「筋繊維の間の脂肪燃焼」などが起こり、目に見えて体型が変化します。

しんけいきんそくつう……？

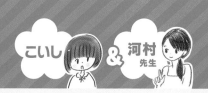

神経筋促通というのは、脳からの指令がうまく伝わっていなかった筋繊維に、指令が伝わるようになることです。筋肉はたくさんの繊維からできているのですが、その中には指令が伝わらず、休んでいる繊維が存在します。それらを使えるようになる、というのが「神経筋促通」。

眠っていた部分を呼び覚ましていくんですね……！

そんなイメージですかね（笑）。指令が伝わってうまく動くようになると運動を長く続けられる持久力がつき、次第に筋繊維が太くなっていって、筋肉量や筋力のアップに繋がっていくんです。体の形も変わるまでには、2～3カ月くらいかかると思っているといいですね。

私も2～3カ月で変化を感じました！　ところで、年齢を重ねると筋肉がつきにくくなったり、落ちやすくなるって聞きます。本当ですか？

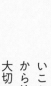

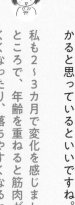

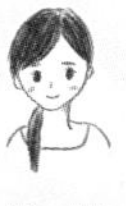

若い頃と比べると、そうかもしれません。筋トレをして、筋肉がどう作られるかというと、まず一度筋繊維が破壊されます。そして破壊されたところが、グレードアップして修復されることで、より強い筋肉になっていくんです。この仕組み自体は、年齢を重ねても変わりません。

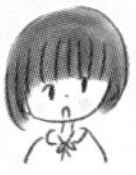

筋トレは筋繊維を壊し、強くして作り直す作業ということですね。

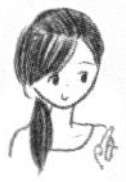

そういうことです。若いうちは、壊れて治って、ということが何もしなくてもバランスよく行われるのですが、年齢を重ねると、そのバランスが崩れて筋力・筋量が低下します。

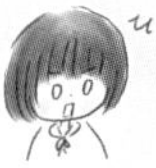

それを防げるのが筋トレ!?

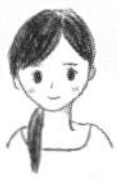

はい、何もしなければ筋肉は衰えていく一方ですが、筋トレで刺激を与えれば、何歳になろうと筋肉は成長します。ただ、若いときと比べて無理がきかない↘

テーマ① ゆるく続ける筋トレで効果はある？

体になっているので、がむしゃらに筋トレするのはおすすめしません。ボディメイクよりも健康維持のための筋肉づくりと捉え、半年～1年かけてゆっくりと丁寧に取り組みましょう。

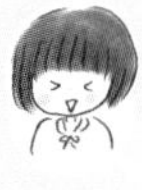

まさに「ゆるく続けられる筋トレ」じゃないですか！ 細く長く続けるって感じなんですね。

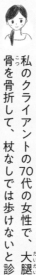

私のクライアントの70代の女性で、大腿《だいたい》骨《こつ》を骨折して、杖なしでは歩けないと診断された方がいます。その方は、「それは困る！」と思って筋トレをはじめ、半年後には可動域や筋力がついてきて。1年後にはお尻や脚の筋肉がついて杖なしでもなんとか歩けるようになりました。5年たった今では、すたすた階段も登っています（※）。生きている限り細胞は新しいものに作り変えられているので、年齢に関係なくトレーニングの効果は絶対にあります。

※特別な疾患や病気がある場合の筋トレは、専門家の指導のもとで行うことを推奨します

素朴なギモン答えます！

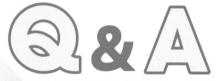

筋トレなんでもQ&A

筋トレをはじめる前編

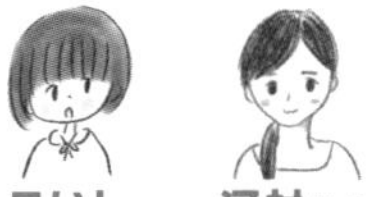

こいし　河村先生

Q1

1日のうち、
いつやればいい？

A

いつやってもいいけれど、継続することを念頭において、**1日の中で時間を決めて習慣化するのがベター**です。特に朝がおすすめ！　朝できなくても昼や夜に挽回できるので。毎日やりやすい時間を設定しましょう！

Q2

どんな服装がいいの？

A

タイトスカートやスキニーパンツなどは、動きに制限が出るので×。**それ以外の動きやすい服装ならなんでも◎。**

床が滑りやすい場合は滑り止め付きの靴下を履くか裸足だとやりやすい！

わたしは寝間着でやってます！どうせ誰も見てないしね！

Q3

効果って何日目から出る？

A

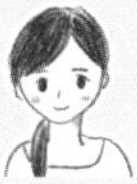

自分では気づかなくても、1～2週間後くらいから変化は起こっています。

トレーニングでは日常生活で使っていない筋肉も動かしていくのですが、はじめはうまく動かせないことも多いんです。これは、脳からの指令を上手に筋肉に伝えたり、反応させられていないから。でも、トレーニングの動きを繰り返すうち、反応がよくなって、うまく動かせるようになります。

「効いてる」感覚が分かるようになるはず！

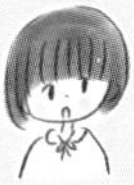

わたしは2～3カ月で体の形が変わったのを実感したな～。通っている整体でも「可動域が変わった」と言われて嬉しかった！

Q4

初心者は最初にどこから鍛えたらいい？

A

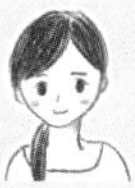

筋トレをこれからはじめるという人は1章の「ベッドでできる体幹トレ」からはじめるのがおすすめですよ。

体幹は、全ての筋トレの基礎となる部分なんです。

Q5

毎日やったほうがいいの？

A

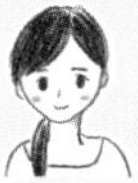

習慣化させるという意味では、**毎日がおすすめ。**この本のメニューは負荷が大きくないので毎日やってOK。筋肉痛が生じたらその部位はお休みして、別の部位を鍛えるなど、日によって変えてみましょう。

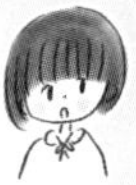

完全オフの日や5分だけの日もあるけどね。**頑張る日とゆるめの日を作っています。**

Q6

どうしたら続けられる？

A

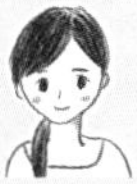

腹筋1回、筋トレ1日30秒でもいいから、設定した目標を達成することが大事です。人は成功体験を繰り返すことで継続ができるんです。**大きな目標は小さく分解**して達成しやすくします。数値目標と行動目標の両方を立てるといいですよ。

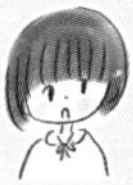

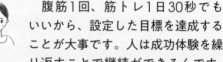

朝やるって決めて、**習慣化する**のも効果的でした！　やる気がない日はストレッチだけでもいいと思う。でもいざはじめたら頭がスッキリして結局筋トレしてるんだけど（笑）。

筋トレに飽きてきたときは、トレーニング中に流す音楽を変えたり、YouTubeの筋トレチャンネルを見ながら新しいトレーニングを探したり、筋トレグッズを使ってみたり、**新しいことをやってみるのも手！**

目標の立て方

6カ月で10kg痩せるには

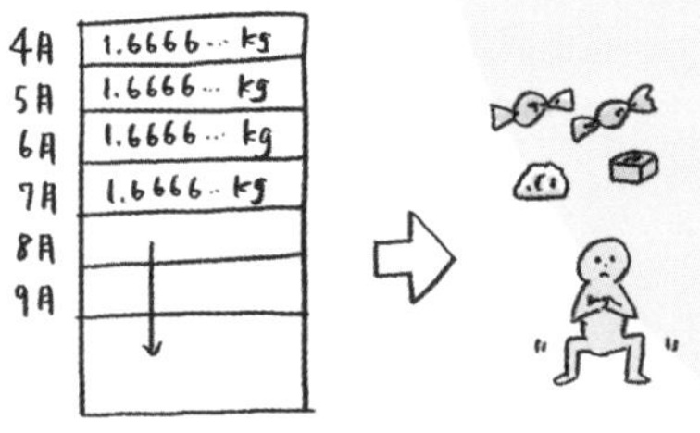

数値目標	行動目標
1カ月 大体 **1.6kg** くらいやせる！	お菓子＆揚げ物ガマン 筋トレ毎日５～30分

Q7

筋トレだけで痩せる？

A

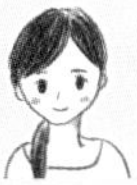

女性の場合、自重での筋トレだけをしても痩せる（＝脂肪燃焼）効果は、残念ながらほぼ見込めません。**体重を減らしたければ食事の改善をしましょう。**

家での筋トレって、実はそんなにカロリーを消費できないんです。たとえば1kg痩せるためには、毎日15分の筋トレが約150日間必要です。

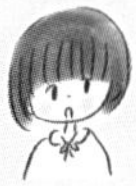

わたしは筋トレをはじめてから体重が4kg減りましたけど、それは飲み会が減って食生活が変わったからだったんですね！

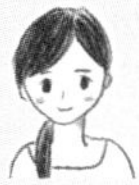

あとは、**筋肉がつけば基礎代謝※が上がる**ので、日常生活での消費カロリーが増えます。筋トレで痩せやすい体になることはできますよ。

※体温の維持や、心臓の動きなど、生命活動を支えるための必要最低限のエネルギーのこと

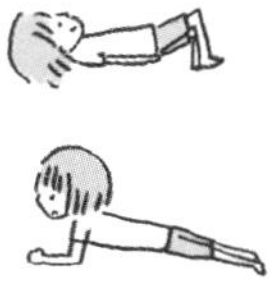

家で**15分**の筋トレで消費するカロリー＝体重と同じくらい
50kgの人なら
約**50kcal**

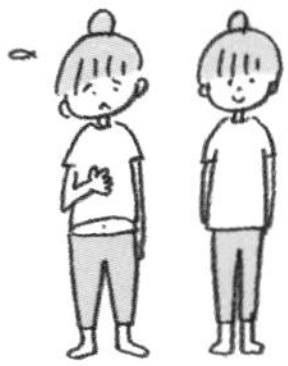

体脂肪**1kg**落とすのに必要な消費カロリー
＝**7200kcal**

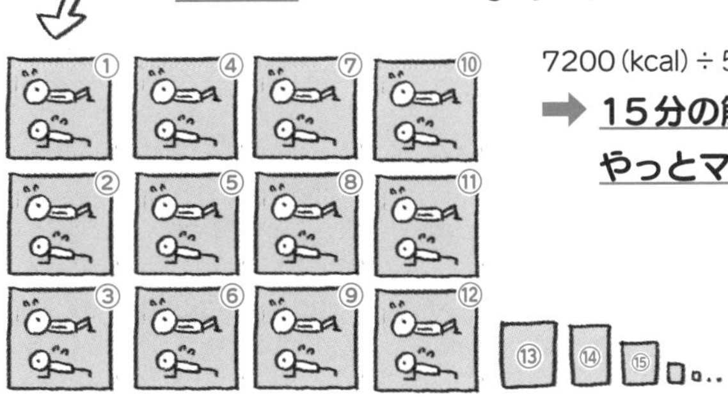

7200(kcal)÷50(kcal)=144(回)

➡ **15分の筋トレ約150回でやっとマイナス1kg**

Q8
不眠解消にも効果はある？

A

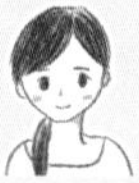

人間の体は動くことを前提にできています。活動量が少ない人が筋トレをすることで、ホルモンバランスや自律神経が整い、不眠が改善されることがあります。

Q9
マッチョな体になるのが心配……。

A

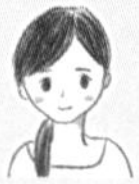

筋肉を発達させるには、テストステロン（男性ホルモン）が必要なのですが、女性はそれが少ないので、**ムキムキになるのは非常に難しいです。**男性と同じトレーニングをしたとしても、筋肉はつきづらいんです。

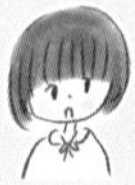

私も1年ほど続けているけど、シックスパック（腹筋が6つに割れている状態）にまではなかなかなりません。

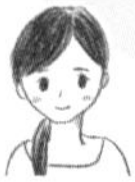

筋肉の造形を出すには脂肪も落とさないとね。

Q10
筋肉がつきにくい
体質な気が
します……。

A

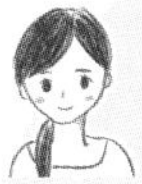

筋肉はたくさんの繊維がまとまった、糸の束のようなものなのですが、繊維の1本1本、全部が働いているわけではありません。脳からの指令がうまく伝わっていない繊維は休んでいます。筋トレは、よりたくさんの繊維を動かす訓練ともいえます。筋肉がつきづらい人は、脳からの指令が繊維に伝わりにくいのかもしれませんね。子どもの頃からの体の動かし方も影響します。

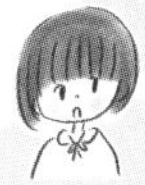

でも、トレーニングを正しいフォームでやっていくうちに、働いていなかった繊維にも、脳からの指令が伝わってうまく働くようになるんだって。

そうなってくると、繊維がだんだん太くなって、筋肉がついていくよ。

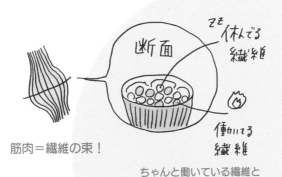

筋肉＝繊維の束！

ちゃんと働いている繊維と
休んでいる繊維がある

実録4コマ劇場

キャンプで筋トレ!?①

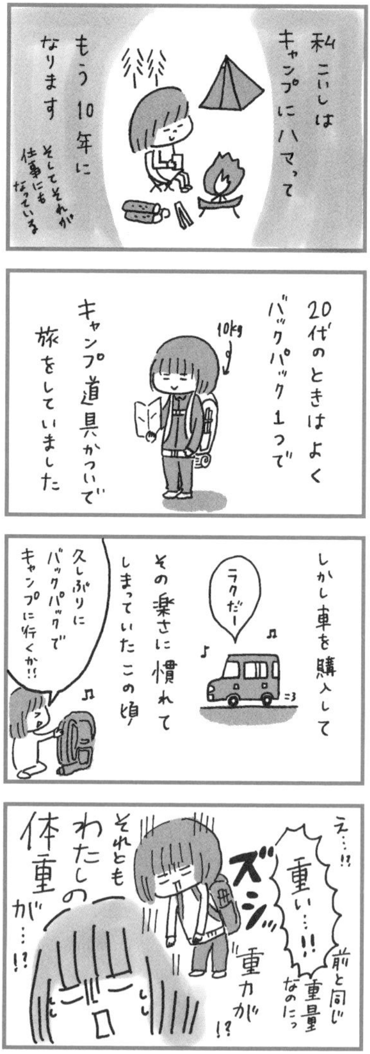

私こいしはキャンプにハマって
もう10年になります
そしてそれが仕事にもなっている
20代のときはよくバックパック1つで
10kg
キャンプ道具かついで旅をしていました
しかし車を購入して
ラクだー
その楽さに慣れてしまっていたこの頃
久しぶりにバックパックでキャンプに行くか!!
え…!?
重い…!!
ズシッ
前と同じ重量なのにっ
重力が!?
それともわたしの体重が…!?

P.72へつづく

2章

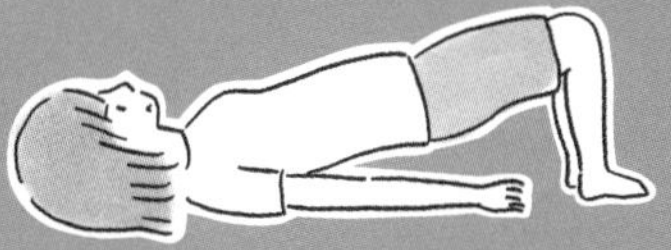

筋トレに慣れてきたら

姿勢を整える

- 背中反り上げ（スーパーマン）
- 肩寄せ（ロウイング）
- お尻上げ（ヒップリフト）
- 腰を丸める（ロールダウン）

美姿勢を作る次のステップへ

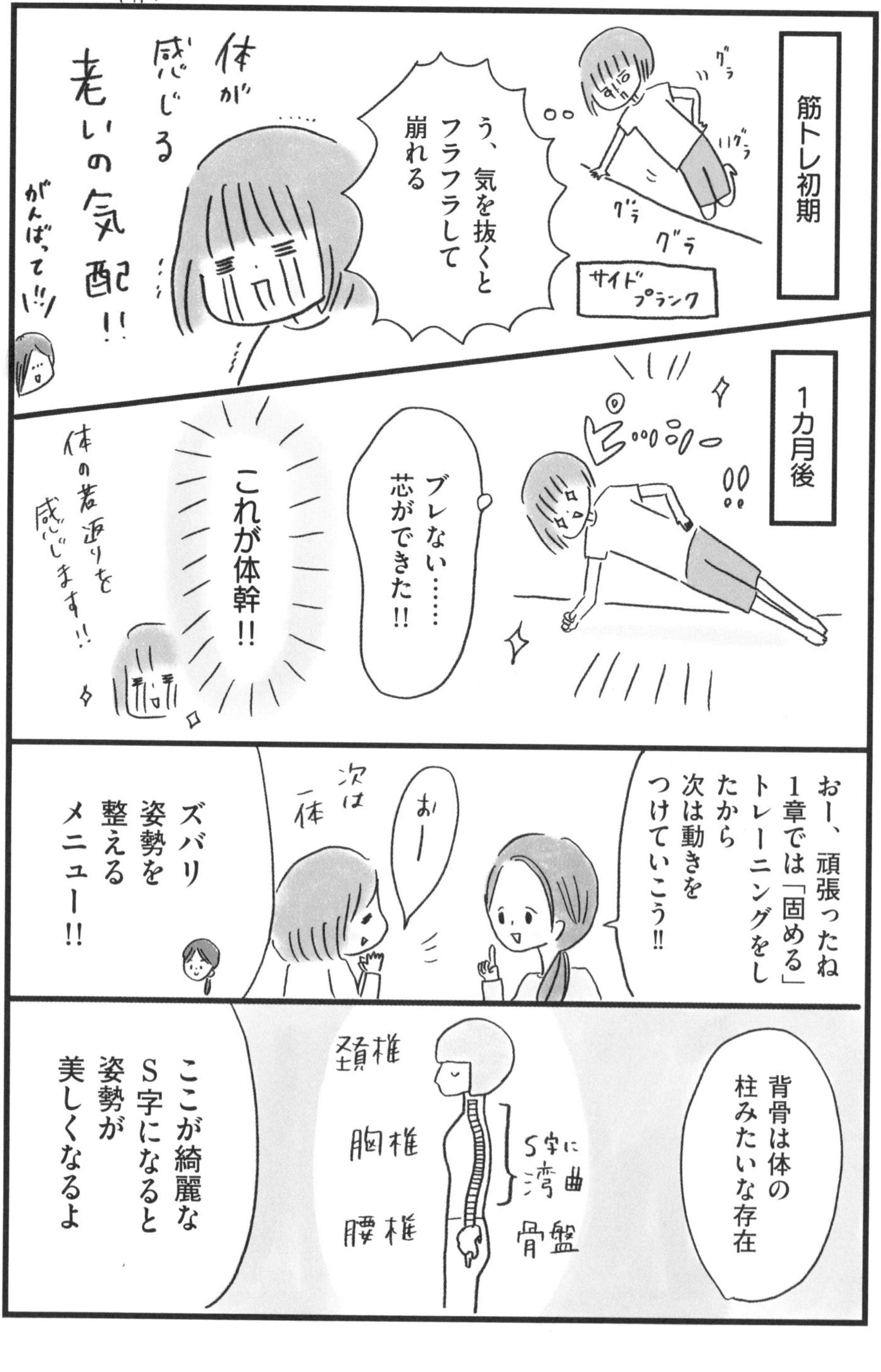

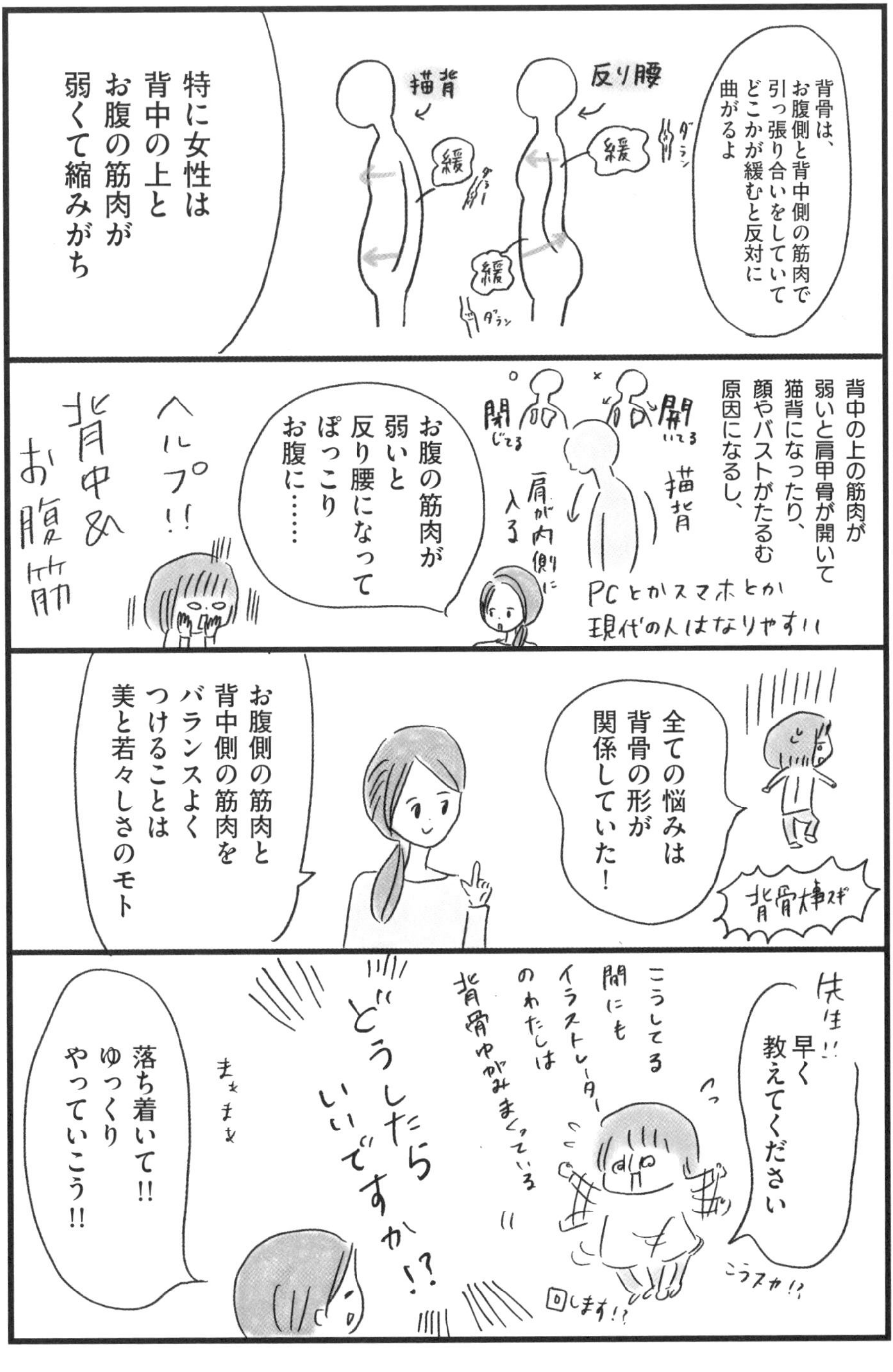
背骨は、お腹側と背中側の筋肉で引っ張り合いをしていてどこかが緩むと反対に曲がるよ
反り腰
緩
ダラン
猫背
緩
ダラン
緩
ダラン
特に女性は背中の上とお腹の筋肉が弱くて縮みがち
背中の上の筋肉が弱いと肩甲骨が開いて猫背になったり、顔やバストがたるむ原因になるし、
開いてる
閉じてる
猫背
肩が内側に入る
PCとかスマホとか現代の人はなりやすい
お腹の筋肉が弱いと反り腰になってぽっこりお腹に……
ヘルプ!!
背中&お腹筋
全ての悩みは背骨の形が関係していた!
背骨大事スギ
お腹側の筋肉と背中側の筋肉をバランスよくつけることは美と若々しさのモト
先生!! 早く教えてください
こうしてる間にもイラストレーターのわたしは背骨ゆがみまくっている
どうしたらいいですか!?
こうスか!?
回します!?
まぁまぁ
落ち着いて!! ゆっくりやっていこう!!

背中反り上げ

スーパーマン

目標

1セット10回

2~3セット

1 うつ伏せになる

床にうつ伏せになります。腕は体の横、脚は少し開いた状態に

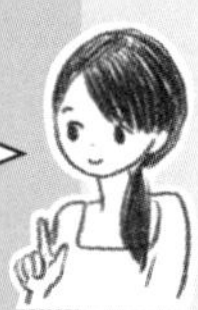

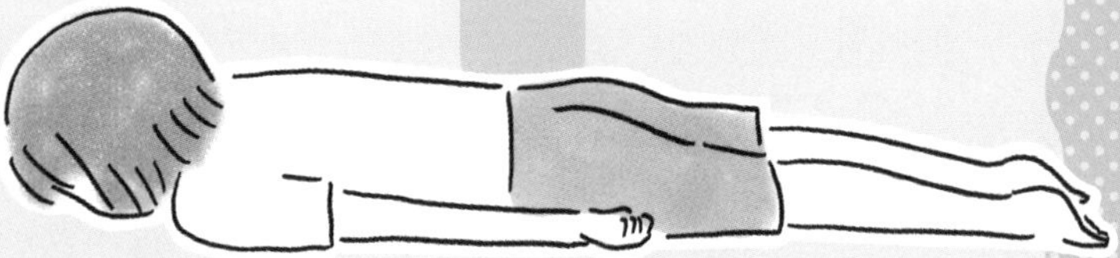

goodポイント

- 猫背が改善
- 丸まり腰の改善
- デコルテが美しくなる

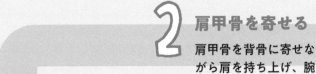

2 肩甲骨を寄せる

肩甲骨を背骨に寄せながら肩を持ち上げ、腕を床から離します

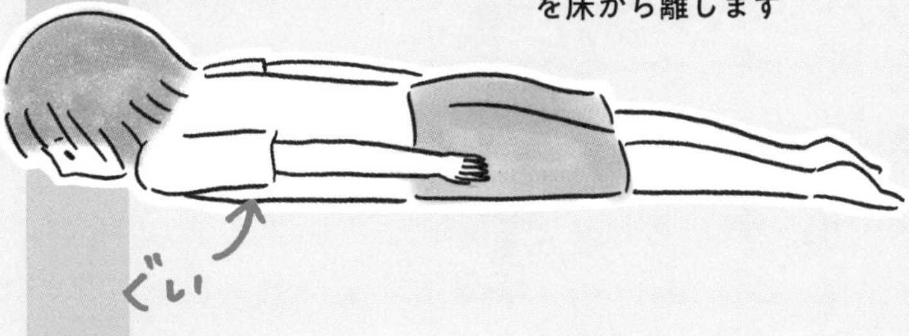
ぐい

3 上体を反る

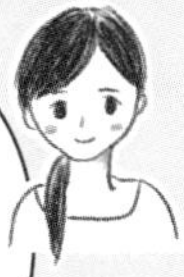

ゆっくりと背中の上部を反らせます。できる人は肋骨の下端が床にあたるぐらい。持ち上げたまま**5秒キープ**したら、下げて2の姿勢に戻ります

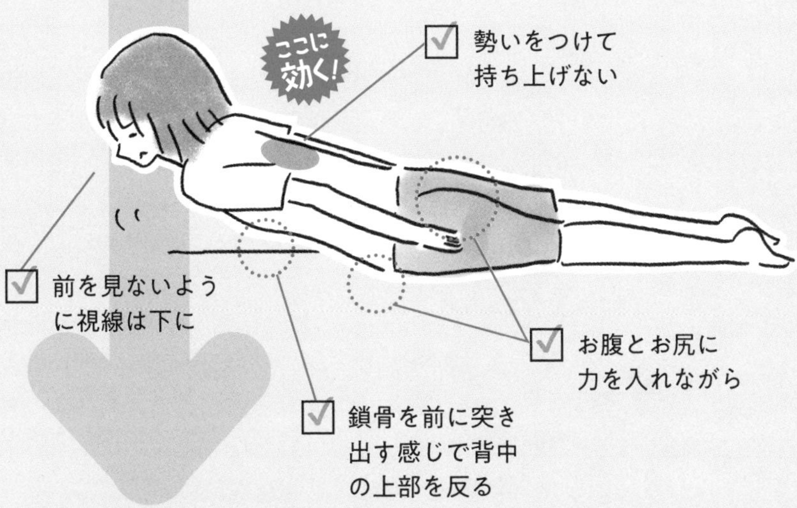
ここに効く!
勢いをつけて持ち上げない
前を見ないように視線は下に
お腹とお尻に力を入れながら
鎖骨を前に突き出す感じで背中の上部を反る

2、3のポーズ繰り返し

よくある間違い

NG!
前を向くと首が辛くなるので、視線は下に向けます

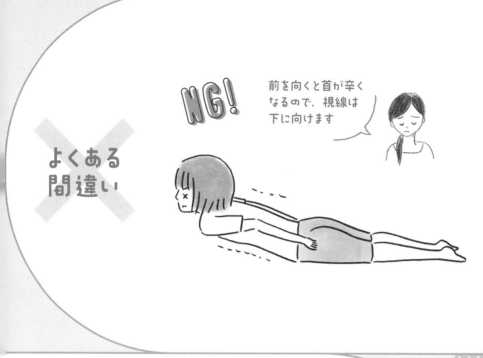

1 うつ伏せの状態で腕と脚を伸ばします

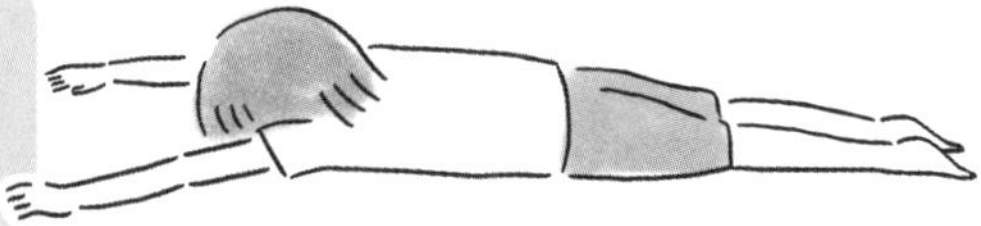

2 体を持ち上げながら、4秒で肘を引いて肩甲骨を寄せ、4秒で戻します。手は円を描くように。片側ずつでもOK

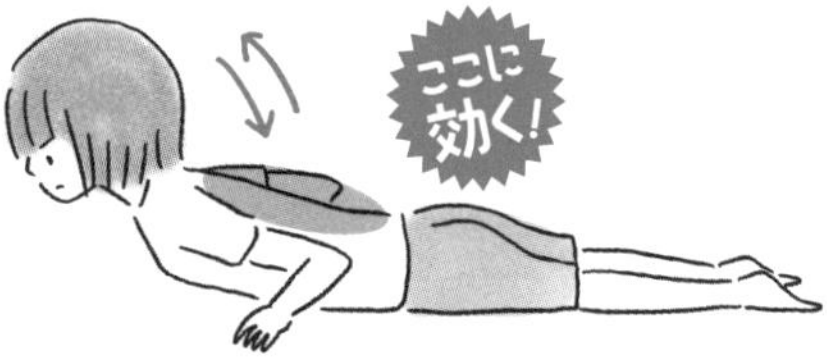
ここに効く!

1、2のポーズ繰り返し

LEVEL UP! こんなやり方も

背中の筋肉がついてきたら、肩甲骨の動きを取り入れた「バックスクイーズ」をやってみましょう

背中反り上げ（スーパーマン）は

ここに効く

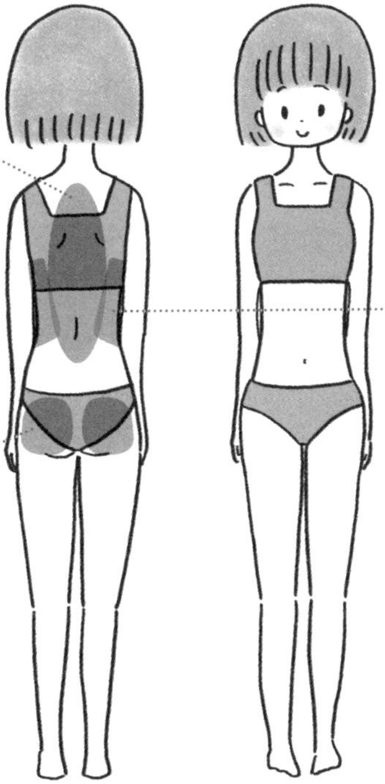

脊柱起立筋群（せきちゅうきりつきんぐん）

背骨の脇に沿ってついている、3つの筋肉の総称。背骨を後ろから引っ張り、姿勢を支えています。体を横に倒すときにも働きます。鍛えることで、猫背や丸まり腰を防ぎます。

広背筋（こうはいきん）

背中を広く覆う逆三角形をした大きな筋肉です。腕を後ろに引く働きがあります。この筋肉を鍛えると、背中が逆三角になり後ろ姿が美しくなります。

大臀筋（だいでんきん）

お尻にある大きな筋肉。股関節を伸ばしたり（脚を後方へ動かす）、広げたり（脚を横に広げる）します。鍛えるとお尻にボリュームが出たり、お尻が上がったりします。

“

腰ではなく、背中の上部の筋肉を意識するのがポイント。背中の上部は筋力が低下しやすく、デスクワークで長時間丸まる姿勢をとる人は特に鍛えたいところ。肩甲骨を背骨に寄せて上背部を反る動きは、胸を開いて背すじを伸ばす、普段の美しい姿勢を作る動きです。

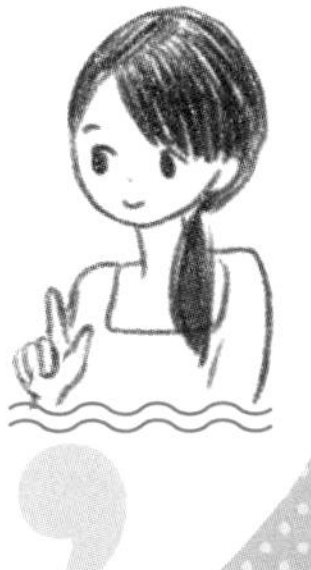

”

肩寄せ
ロウイング

目標
1セット 10~15回
2~3セット

1 膝立ちになる

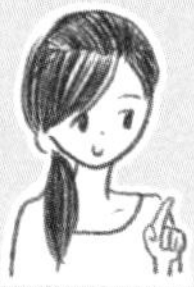

頭から膝まで一直線になるように
膝立ちをします。
ペットボトルは500ミリリットルの
ものを両手に持ちます

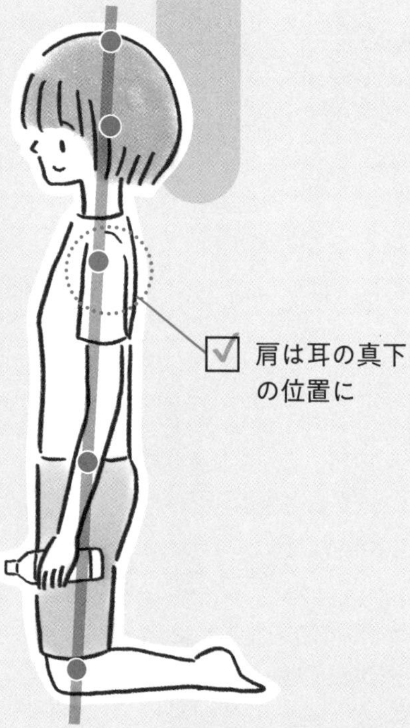

good ポイント

- 猫背が改善
- デコルテが美しくなる
- 肩こりが改善

2 上体を傾ける

股関節を折り曲げてお尻を後方へつき出し、体を倒します

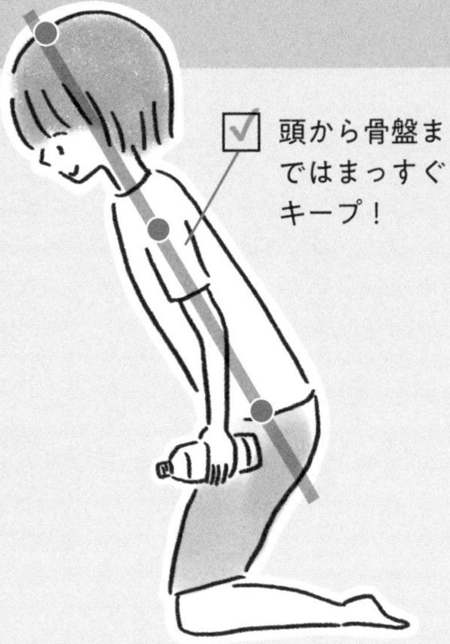
頭から骨盤まではまっすぐキープ！

3 背中を寄せる

肩甲骨を寄せるようにして、両肩・両肘を背中に寄せます。4秒で寄せて、4秒で戻します

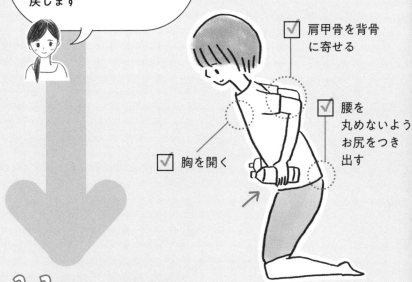

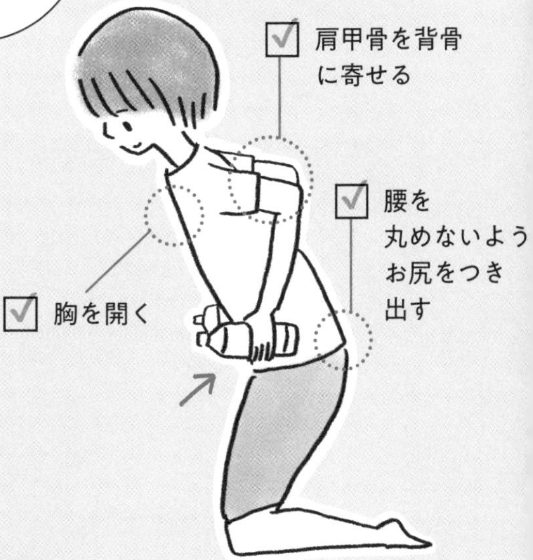
肩甲骨を背骨に寄せる
腰を丸めないようお尻をつき出す
胸を開く

2、3のポーズ繰り返し

よくある間違い

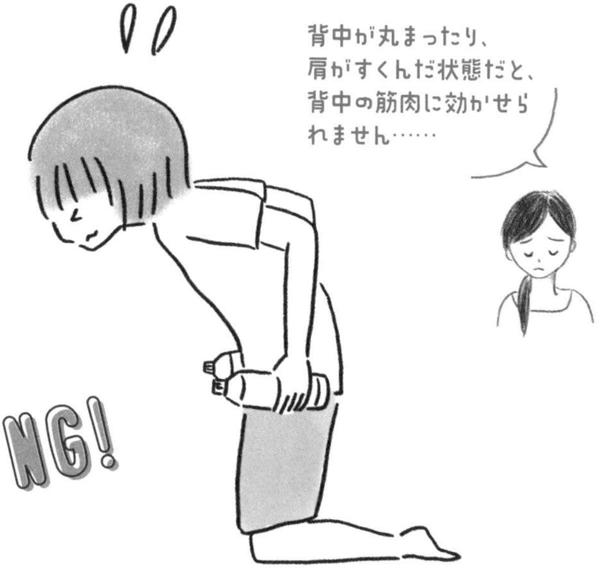
背中が丸まったり、
肩がすくんだ状態だと、
背中の筋肉に効かせら
れません……
NG!

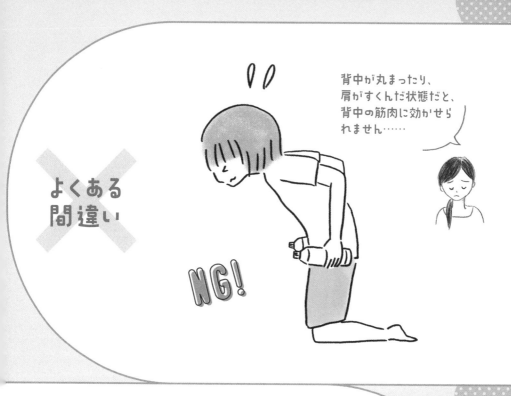

LEVEL UP!

こんなやり方も

ペットボトルを使わず、テーブルを使う「ななめ懸垂」も同じ部位に効きます

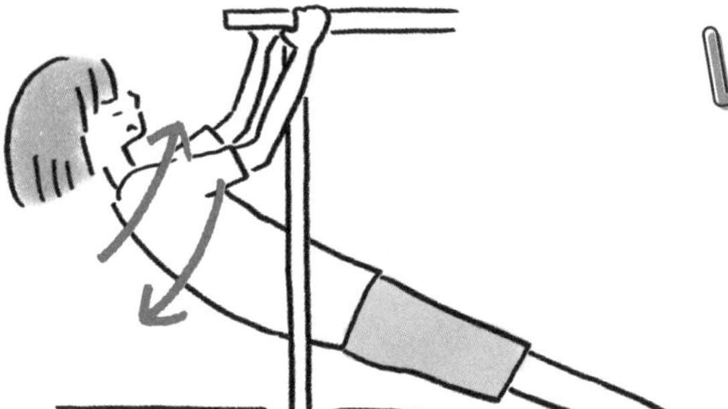

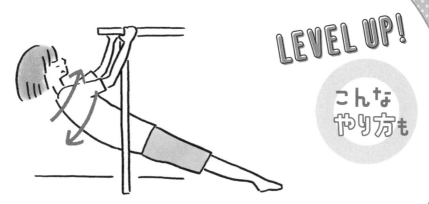

テーブルの縁をつかみ、頭から足までを一直線に。
テーブルを引くように体を4秒かけて持ち上げ、
4秒で戻します

肩寄せ（ロウイング）は

ここに効く

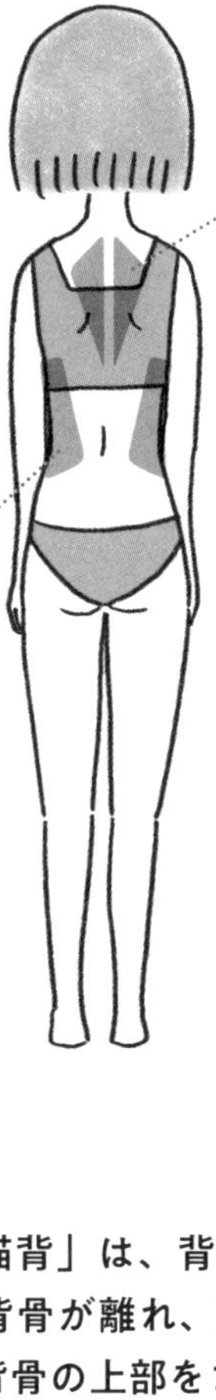

僧帽筋（そうぼうきん）
首から背中上部についている筋肉。肩甲骨を背骨に寄せる働きがあります。特に中・下部を鍛えると、肩甲骨が背骨に寄り、肩が下がるので、首が細くなったり、肩こりが解消したりします。

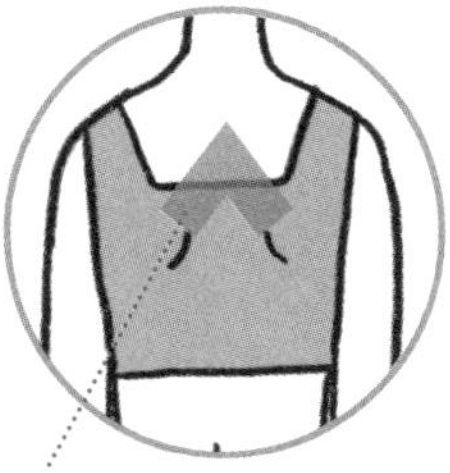

広背筋（こうはいきん）
背中を広く覆う逆三角形をした大きな筋肉です。腕を後ろに引く働きがあります。この筋肉を鍛えると、背中が逆三角になり後ろ姿が美しくなります。

菱形筋（りょうけいきん）
僧帽筋中部の下に潜んでいるインナーマッスル。肩甲骨を背骨に引き寄せます。鍛えると肩甲骨とともに肩が後ろに寄り、胸が開いた姿勢になります。

“いわゆる「猫背」は、背骨の上部が丸まって、肩甲骨から背骨が離れ、肩が前にずれた状態。直すには、背骨の上部をまっすぐにして、肩甲骨を背骨に向かってぎゅっと寄せるこのトレーニングがおすすめ。続けると普段の立ち姿勢のときに肩が背中側に寄り、肩が落ち、首がすっきりして肩こりが改善します。”

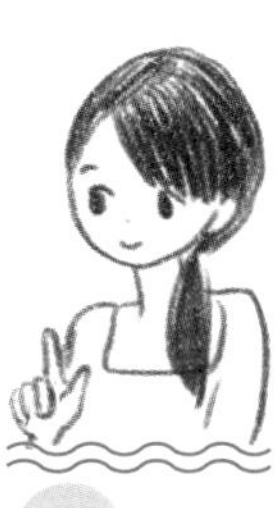

お尻上げ

ヒップリフト

目標

1セット 10~15回

2~3セット

1 仰向けになる

床に仰向けになります。
視線は上に

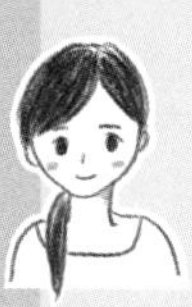

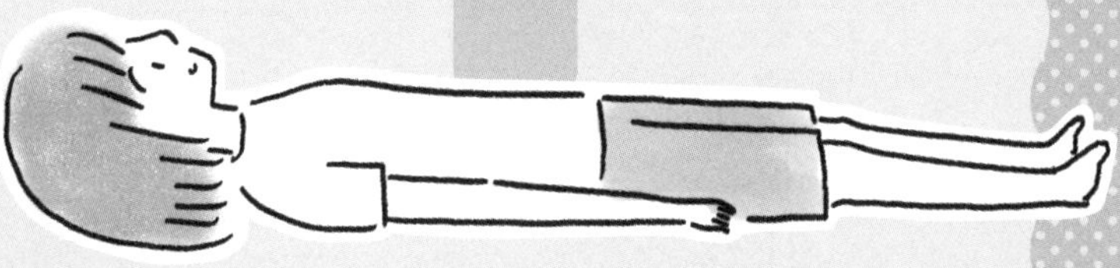

good ポイント

- 反り腰が改善
- 美尻をゲット

2 膝を曲げる

膝を折り曲げます。
足は膝の真下よりやや遠くに
置きます

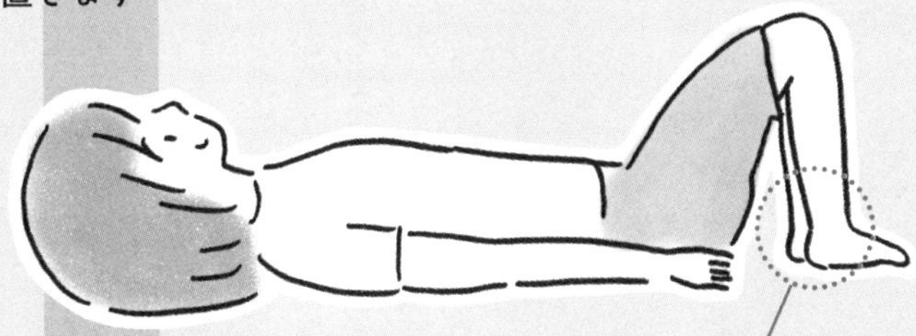

足は股関節幅
に開く

3 体を持ち上げる

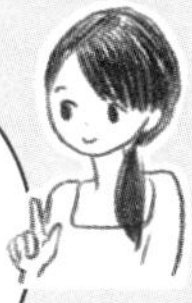

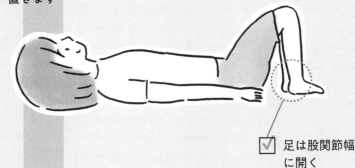

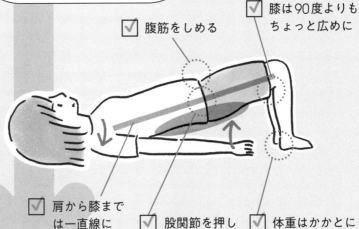

胸を開き、お尻をギュッとしめ
ながら体を持ち上げます。**4秒**
で持ち上げ、**4秒**で下ろします

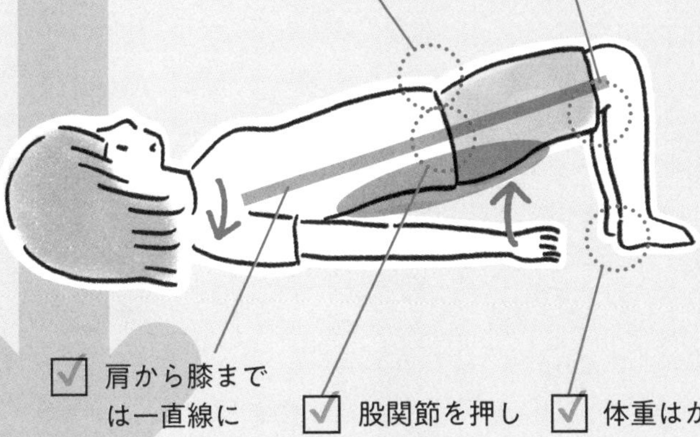

膝は90度よりも
ちょっと広めに
腹筋をしめる
肩から膝まで
は一直線に
股関節を押し
出すように
体重はかかとに
足を置く位置が
遠いと裏もも、
近いとお尻によ
く効く

2、3のポーズ繰り返し

よくある間違い

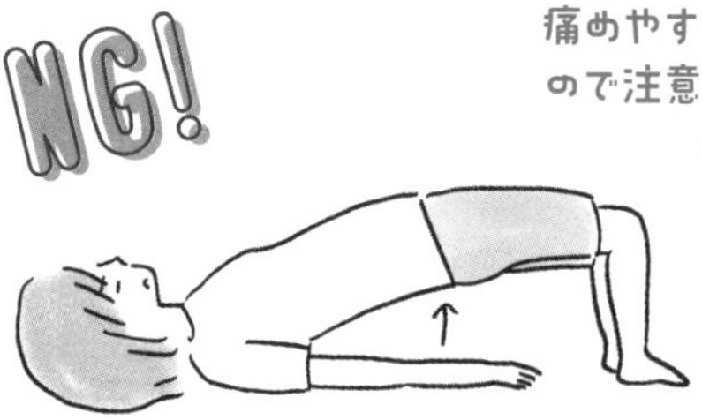

腰が反れると
痛めやすくなる
ので注意！

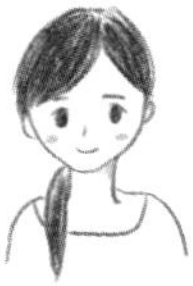

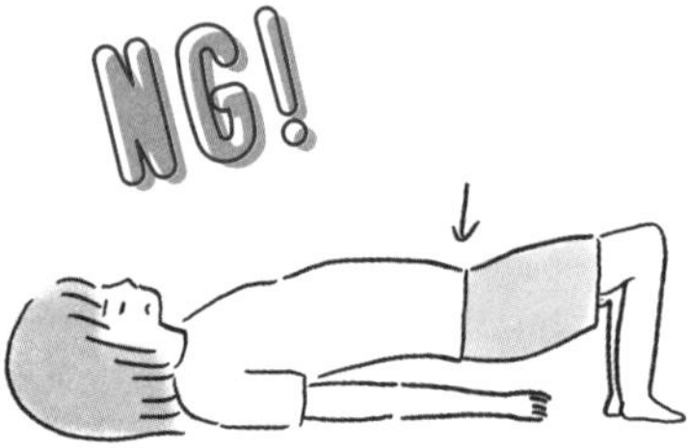

腰が落ちていると
お尻や裏ももの
筋肉に効きません

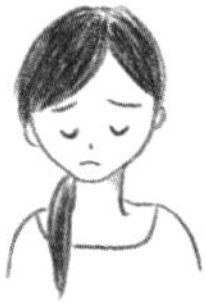

LEVEL UP! こんなやり方も

1 仰向けになり、片脚を90度に曲げ持ち上げます

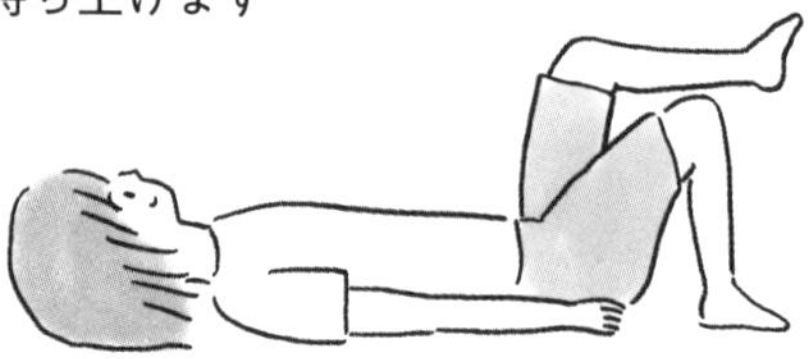

2 股関節を押し出すように、4秒でお尻を持ち上げ、4秒で下ろします。反対側も同様に

1､2 のポーズ繰り返し

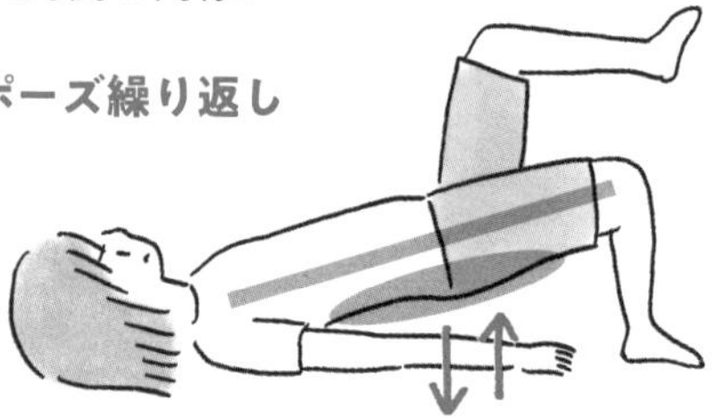

余裕が出てきたら、片側の負荷がより大きくなる「片脚ヒップリフト」を！

お尻上げ（ヒップリフト）は

ここに効く

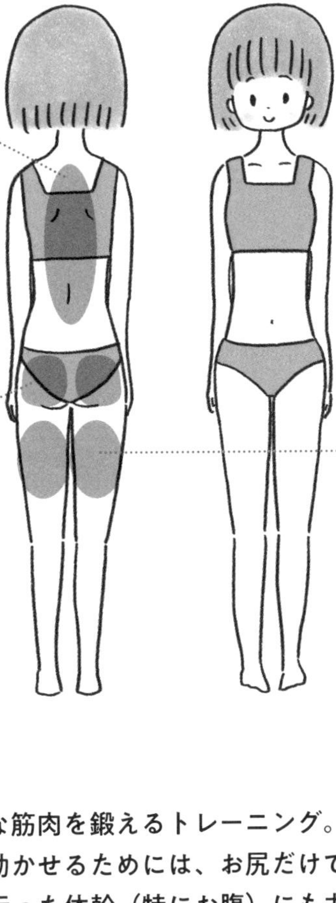

脊柱起立筋群
（せきちゅうきりつきんぐん）

背骨の脇に沿ってついている、3つの筋肉の総称。背骨を後ろから引っ張り、姿勢を支えています。体を横に倒すときにも働きます。鍛えることで、猫背や丸まり腰を防ぎます。

大臀筋（だいでんきん）

お尻にある大きな筋肉。股関節を伸ばしたり（脚を後方へ動かす）、広げたり（脚を横に広げる）します。鍛えるとお尻にボリュームが出たり、お尻が上がったりします。

ハムストリングス

太ももの後ろにある4つの筋肉の総称で、膝を曲げたり、股関節を伸ばしたりします。大臀筋と一緒に鍛えると、お尻と裏ももの境にメリハリができ、ヒップアップ効果絶大です。

お尻の大きな筋肉を鍛えるトレーニング。お尻にしっかり効かせるためには、お尻だけではなく、1章で行った体幹（特にお腹）にも力を入れるのが大切。お尻を使って、固まっている体幹を押し出すイメージです。背骨や骨盤などの体幹部分の安定性が増し、お尻が鍛えられるので、反り腰が改善します。

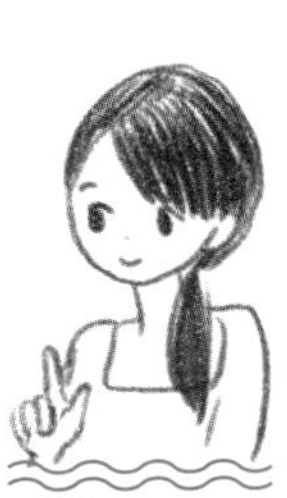

腰を丸める

ロールダウン

\目標/

1セット 10~15回

2~3セット

1 お尻をつきだして座る

座ったところから一度お尻を持ち上げて腰を反り、座りなおします。難しい人は椅子に座るとやりやすい！

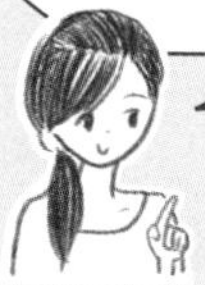

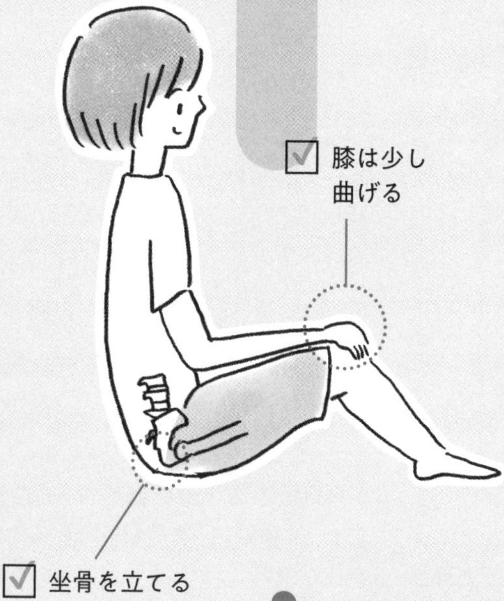

good ポイント

- 反り腰が改善
- お腹が薄くなる
- 腰痛が改善

2 腕を持ち上げる

腕を胸の前まで持ち上げて、下腹部に力を入れます

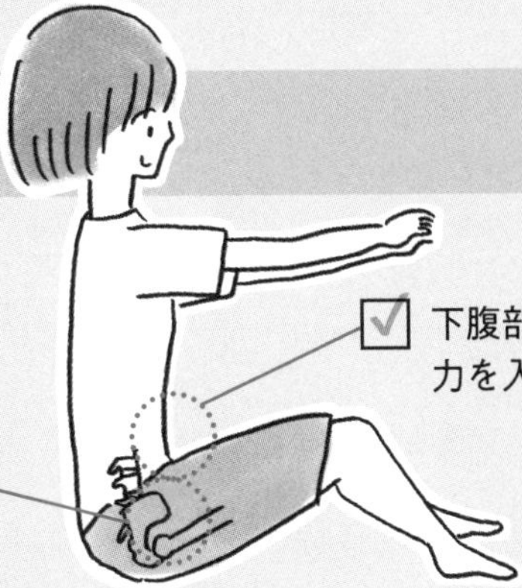

- 下腹部に力を入れる
- トイレを我慢するときに使う力を（骨盤底筋群）を入れる

3 腰を丸める

ひらがなの「し」の形になるように、腰を丸めます。恥骨とへそ→へそとみぞおち→みぞおちと鎖骨の順に縮めて

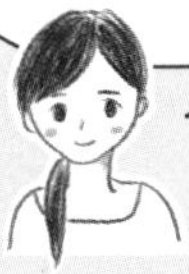

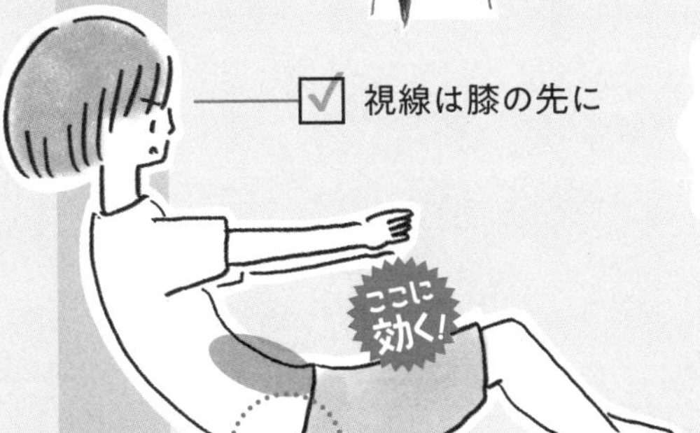

- 視線は膝の先に
- 腰を丸めていき、下腹部から上腹部へと順に力を入れる

前から見るとこう

内ももは閉じて、目線はつま先へ。肩が前に出すぎないように

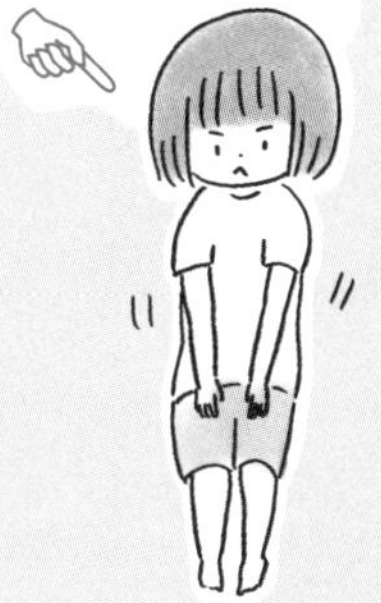

2、3のポーズ繰り返し

こんなやり方も

腰を丸めた状態で、横にひねる動きを入れると腹斜筋も刺激できます。くびれ作りに効果的！

1 手を胸の前に出し軽く組み、ゆっくり腰を丸めます

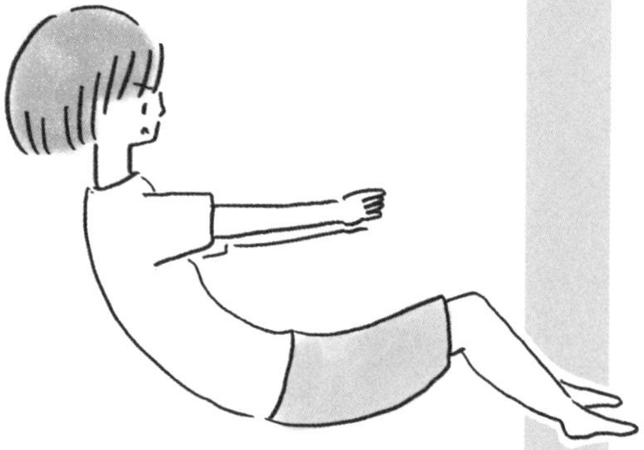

2 腰を丸めたまま、お腹をひねって横を向き、戻します。戻すときは逆のお腹を意識しましょう。反対側も同じように

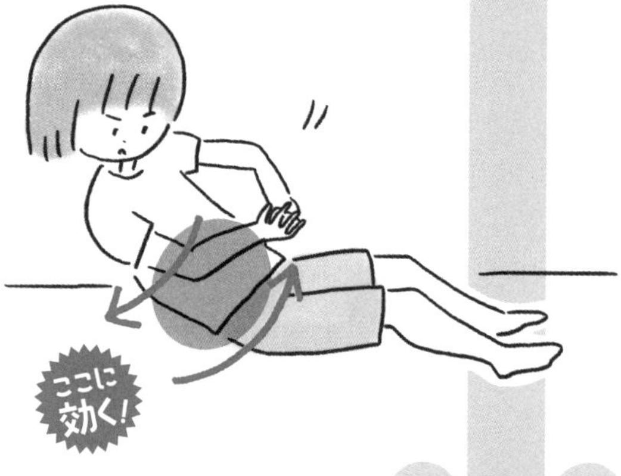

**1、2 のポーズ
左右交互に繰り返し**

腰を丸める（ロールダウン）は

ここに効く

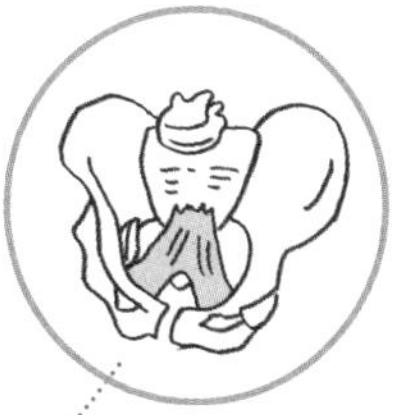

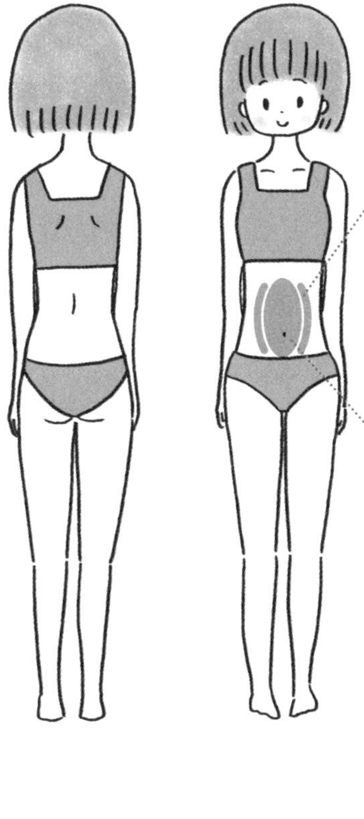

骨盤底筋群
（こつばんていきんぐん）

腹横筋とつながって、ハンモックのように骨盤の底についている筋肉。内臓を支え、膣や尿道をしめる働きがあります。鍛えると内臓が定位置に保たれたり、尿もれが改善されたりします。

腹横筋（ふくおうきん）

体幹の肋骨がない部分をコルセットのように囲い、安定させています。鍛えると、胴回りが細くなったり、腹圧が高まって動作が安定したり、腰痛が改善したりします。

腹直筋（ふくちょくきん）

体幹の正面にあり、肋骨から骨盤を結ぶ縦に長い筋肉。骨盤と肋骨の位置を調整して背骨を整えたり、腰を丸める働きがあります。鍛えると反り腰が改善し、お腹のラインが入ります。

“お腹の前側を鍛えながら、背骨の動きを出すトレーニングです。背骨の一番下の骨から上へと順に動かしていくことで、腹筋を使いつつ、背骨周りの筋肉の柔軟性を高めます。腹筋が弱くて反り腰になっていたり、背骨の下部が固まっている場合には、このトレーニングをすることで腰痛を改善できます。”

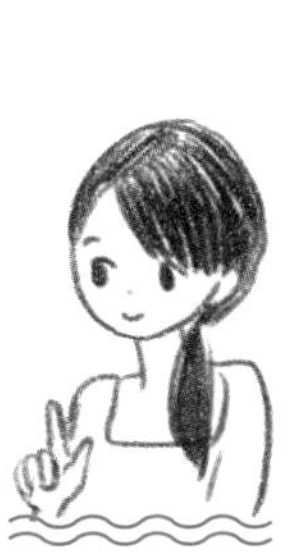

知人の話なのですが、筋トレを続けていたら膝を痛めてしまったそうです。何がいけなかったんでしょう？

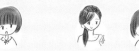

間違ったフォームでやってしまったからかもしれないですね。特に膝は注意が必要なんです。

足首の関節は縦にも横にも動きますよね。でも膝は縦の一方向にしか動きません。膝はねじれに弱い部分なんです。だから膝の動きを伴うメニューは、特にフォームを確認したほうがいいです。

なるほど。たしかに筋トレで足首を痛めるって、あんまり聞かないかも。

たとえば、スクワット系のメニュー（P.76）で膝を痛める方がいます。足の外側や内側に体重が乗ってしまい、膝がねじれるのが原因のことが多いです。

体重を足のどこに乗せるかで、フォームが変わってきてしまうんですね。

筋トレ談義

そうです。鏡でチェックすると違いが分かるかも。特に回数を多くやる場合、だんだんとフォームが崩れることがあるので注意してください。

筋トレで体を痛めないためには、フォームが大事。覚えました！

ちなみに、ひとつの関節だけを動かすのは「単関節運動」、複数の関節を同時に動かすのは「多関節運動」といいます。単関節運動の筋トレは、動きが単純で、フォームが崩れにくいのでビギナーさんにはおすすめ。

もし「膝が痛い」みたいに、痛みや違和感があると感じたらどうすればいいんですか？

まずはトレーニングを休むことですね。

無理しちゃいけないんですね。休んでも痛みが続く場合はどうすればいいですか？

整形外科に行きましょう。異常がないか診てもらってください。

筋トレを続けていくうちの不調って、ほかにはどんなものがありますか？

そうですね……。腰や肘を痛めるとか。腰は、背中のトレーニングでお腹の力が抜けてしまい、腰に負担がかかって痛めた、というのが多いです。肘は、猿手（肘が外側に曲がった腕のこと）の人が痛めやすいです。

そういえば私もダンベルを足に乗せたまま上げ下げする腹筋のトレーニングで腰を痛めたことがあります。

あとは、プッシュアップ（腕立て伏せ）でフォームが悪く、腕の神経痛を起こしてしまった人もいました。フォームが気になる場合は、トレーナーに正しいやり方を指導してもらうのも手です。

テーマ② 筋トレで膝や腰が痛くなったら

ところで、体を痛めるというのとは逆に、私は筋トレで体の調子がよくなったと感じることもあります。風邪をひきにくくなったとか。

それは素晴らしいですね。ボディビルダーがやるようなハードなトレーニングでは、特に減量期で栄養不足になりやすく、風邪をひくことがあります。でもこの本のトレーニングくらいの負荷であれば、免疫機能が正常化して、抵抗力が増します。いいことしかない！

そうなんですね。意外な家トレ効果！とにかく家トレは基本的にはいいことしかないけれど、フォームには要注意で、違和感を感じたら無理をしない。これが大切なんですね。

その通り！

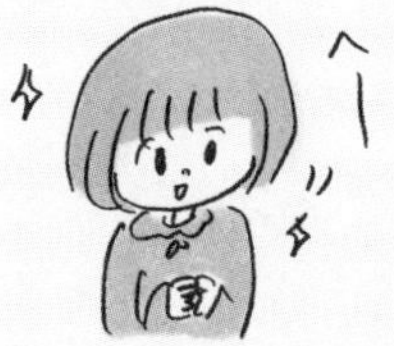

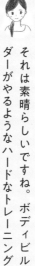

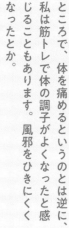

素朴なギモン答えます！

筋トレなんでもQ&A

筋トレはじめてみたけど編

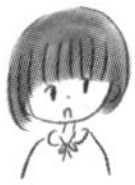
こいし

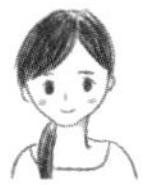
河村先生

Q1

筋肉痛がある日はどうすればいい？

A

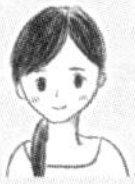

筋肉痛は、筋繊維が破壊されて炎症を起こした状態。ストレッチで血行を良くして、修復のための栄養を運び、炎症を起こす物質を流してあげましょう。筋肉痛の部分以外はトレーニングしてOK。腰が筋肉痛なら背骨に負荷がかかるものはやめるなど、症状を見ながら体と相談を！

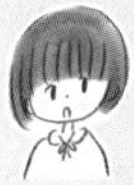

腹筋は回復が早いから、軽い筋肉痛くらいならトレーニングしても大丈夫！

Q2

家の外でもできる手軽な方法を教えて。

A

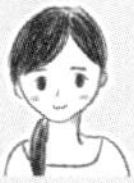

電車内なら、つま先立ちをしてみるとか。ふくらはぎや体幹に効きますよ。オフィスなら膝と膝の間にマグカップを挟んで座るのもおすすめ。内ももに効きます。

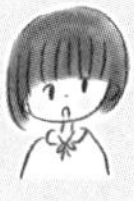

筋トレじゃないですが、私はなるべく階段を使うようにしています。登るときにお尻の筋肉を意識したり。

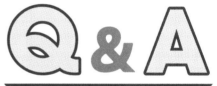

Q3

鍛える部位は日ごとに変えたほうがいい？

A

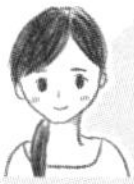

毎日4種目ぐらいにして、**2～3日おきのローテーション**がベター。

上半身と下半身、前面と背面で分けるというのがやりやすいかな。ひとつの部位だけに集中して筋肉のつき具合が偏ると、姿勢が崩れる原因になるので注意。

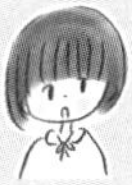

一時期スクワットばかり頑張っていたら、整体の先生に「前ももが張っている」と言われました……。

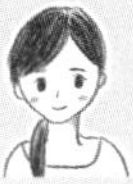

それはもしかしたらフォームがよくなかったのかも。スクワットはお尻に効くようにやるといいですよ。正しくないフォームも筋肉の偏りの原因になるから、鏡でチェックを！

メニューの組み立て例

メニューA	メニューB	メニューC
前面	**背面**	**体側・腕・脚**
・プランク (P.18)	・リバースプランク (P.26)	・サイドプランク (P.22)
・デッドバグ (P.30)	・スーパーマン (P.46)	・脇腹寄せ (P.88)
・ロールダウン (P.58)	・ロウイング (P.50)	・ワイドスクワット (P.76)
・ウォールプッシュアップ (P.84)	・ヒップリフト (P.54)	・リバースプッシュアップ (P.80)
➡月・木・日曜にやる	➡火・金曜にやる	➡水・土曜にやる

Q4

生理の日に気をつけることは？

A

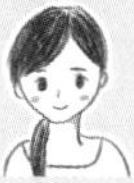

いつもと同じようにやって問題なし！　やってはいけないということはありません。でも、お腹がすごく痛いとか、体がだるい場合はしっかりお休みしましょうね。

Q5

生理前のホルモンバランスが崩れてるときは？

A

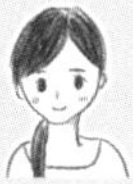

筋トレに支障はなく、むしろメリットがあります。生理前の体って、水分や栄養を溜め込もうと体重が増えてむくんでしまう人が多いんですが、運動をすることで緩和されます。

Q6

筋トレ中、呼吸がうまくできない……

A

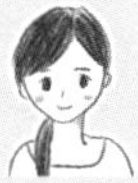

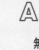

無理に「深く吸って吐いて」を意識する必要はないです。そもそも、力を入れているときは、呼吸が浅くなりやすいんです。慣れてくればうまくできるようになるはず！

Q7

お風呂でケアしておくべきことは？

A

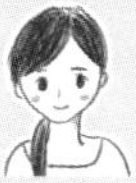

お湯につかることはメリットがあります。37～39℃ほどのぬるめのお湯にゆっくりつかると、副交換神経※1が刺激されて、リラックスできますよ。いっぽう、42℃ほどの熱めのお湯に短時間浸かると、交感神経※2が刺激されます。血圧などの心配がない人なら、元気を出してスッキリするのにいいですよ。

筋トレ後に冷たいシャワーを浴びると筋トレの効果が薄れると言われているのでご注意を。

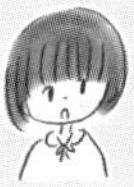

私は普段お風呂につからないことが多いな～。サウナに行ったときは足を揉んだり、脇の下を流すマッサージをしてますね。

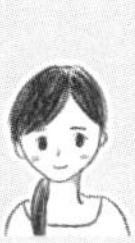

マッサージはいいですね！　脇の下にはリンパ節があって、マッサージするとむくみが取れるし、余分なものを体外に出したり、栄養を全身に運んでくれます。鎖骨の下をほぐしてあげるのもいいですよ。

※1　寝ているときなど、体を回復させるときに働いている自立神経。心臓の収縮をゆっくりにしたり、血圧を下げたりする

※2　体が活発に動くときに働いている自律神経。心臓の収縮を早くしたり、血圧を上げたりする

筋トレ効果アップ＆ダイエットに！ 今日から実践できる

ごはん講座

体脂肪を減らしたり、筋肉をつけたいなら、食事にも気を使いたいところ。忘れがちな食事の基礎や、ダイエット・筋トレ効果アップのために心がけたいことを紹介。日々の食生活に生かしてみて！

1 覚えておいて損ナシ！ 食事のきほん

まずは人に必要な栄養について！

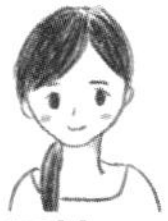

河村先生

五大栄養素って何？

私たちの体を作るのに必要不可欠な、たんぱく質、脂質、炭水化物（糖質＋食物繊維）、ビタミン、ミネラルをあわせて五大栄養素といいます。それぞれに大切な役割（右図参照）があり、互いに協力しあって体を作ったり、体の機能を維持しています。そのため**どれが不足しても、健康ないい体はつくれません**。バランスのいい適切な量の食事で、過不足なく摂取するよう心がけましょう。

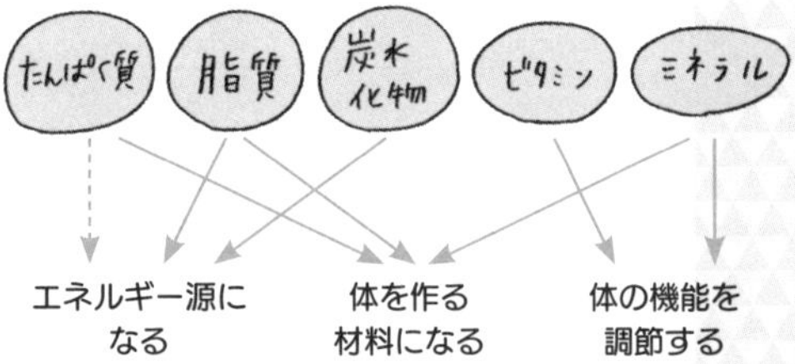

たんぱく質
脂質
炭水化物
ビタミン
ミネラル
エネルギー源になる
体を作る材料になる
体の機能を調節する

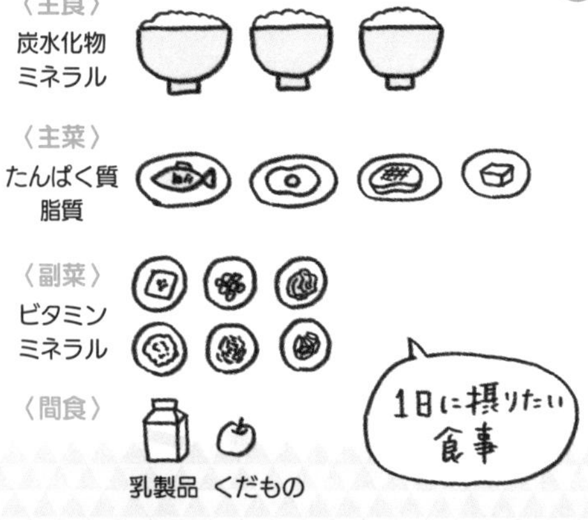

〈主食〉
炭水化物
ミネラル
〈主菜〉
たんぱく質
脂質
〈副菜〉
ビタミン
ミネラル
〈間食〉
乳製品
くだもの
1日に摂りたい食事

バランスのいい食事とは？

五大栄養素を過不足なくとるには、1日に左図の量を食べる必要があります。消化吸収のことや、栄養素が体に留まる時間を考えると、3回の食事＋1～2回の間食に分けると◎。

- ■主食：エネルギーを補う／白米、玄米、そば、うどん、餅など炭水化物中心のもの。
- ■主菜：体づくりのもとになる／魚・肉・卵・大豆製品などのたんぱく質中心の料理。
- ■副菜：体の調子を整える／野菜・芋・海藻・きのこなどを中心とした、ビタミン・食物繊維中心の小鉢。主菜でたんぱく質が摂りきれない場合は、ここに少し加えることも。

2

筋肉には何がいい？ 筋トレと食事

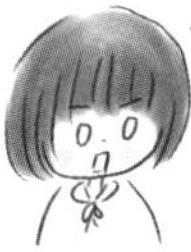
筋トレしている人は
何を気にしたらいいんだろう

食事のタイミングは？

家トレくらいの運動量なら、**筋トレ前でも後でもどちらでもOK**。ただし、食べた直後はあまりおすすめしません。体は消化吸収のために血液を使いたいと思っているのに、筋トレをすると筋肉に血液を送らなければならなくなります。
そのため、消化不良を起こすことがあります。**食事直後は運動を控え、1時間ぐらいあけるのがベター。**

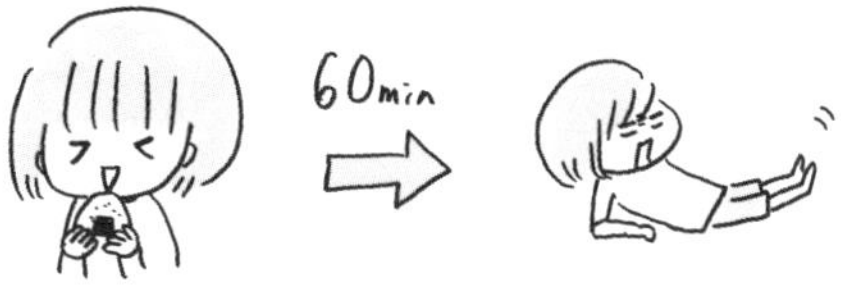
60min

たんぱく質は多く脂質は少なく

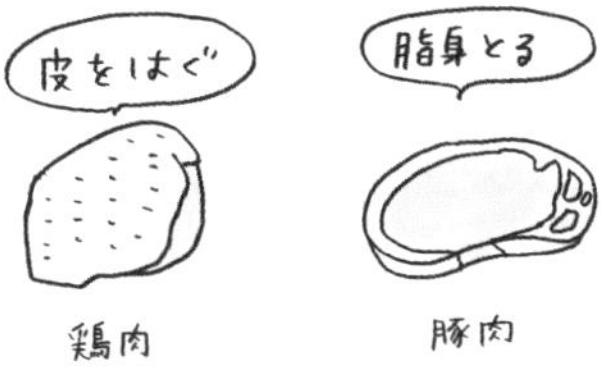
皮をはぐ
脂身とる
鶏肉
豚肉

筋肉や臓器などの身体を構成する要素として、たんぱく質は重要なので不足なく摂取したいもの。しかし、**たんぱく質を多く含む主菜は脂質も多くなりがち。**
鶏肉は皮をはいだり、豚肉の脂身を取れば格段にカロリーは減ります。

筋トレした日のお酒

お酒を飲むと**筋肉のつきが悪くなります。**これは、筋肉の分解を促進する成分が増えるから。筋トレの効果がゼロになるわけではありませんが、おすすめはしません。また、筋トレ前の飲酒は、バランス感覚の低下、血圧の上昇などが生じるため危険です。

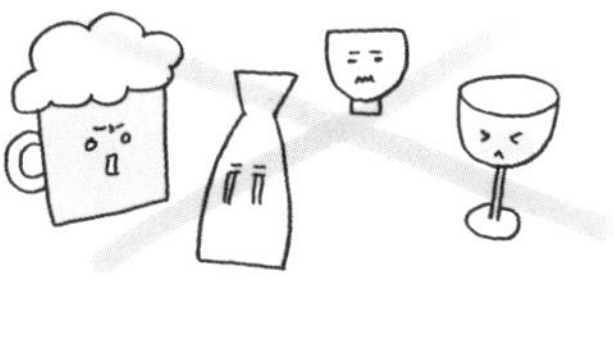

プロテインやサプリってどうなの？

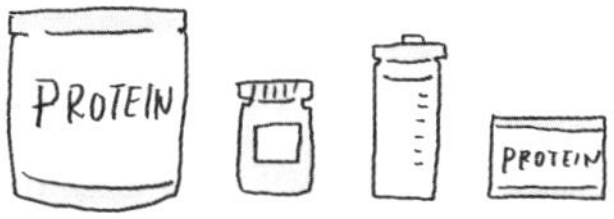
PROTEIN
PROTEIN

プロテインやサプリで栄養を補うのはアリ。
今のプロテインは糖や脂質が入っていないものが主流です。また、外食などで野菜を十分に摂取できないときには、マルチビタミン&ミネラルなどのサプリを使うのもひとつの手です。

3 無理なく痩せよう！ ダイエットと食事

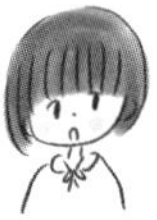

減量のための
効果的な食事が知りたい！

カロリーはどう考える？

減量中の1日の摂取エネルギーの目安は、体重1kgあたり30kcal。たとえば、体重50kgなら、[30（kcal）×50（kg）]で1500kcalとなります。ただし、プロでもない限り、自分が毎日どのくらいのカロリーをとっているのか把握するのは至難の業。もちろん計算するのもいいですが、**今食べているものから何かを我慢することで、摂取カロリーを減らす**、と考えるほうが簡単です。

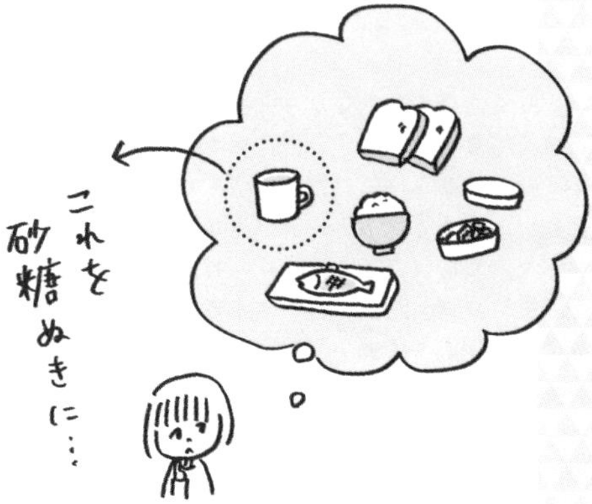
これを砂糖ぬきに…

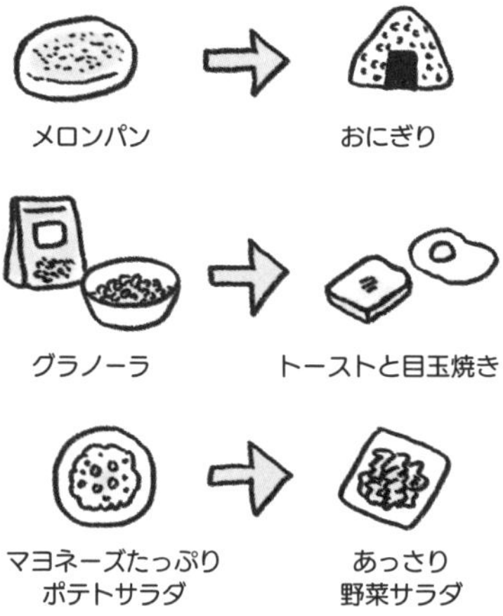
メロンパン
おにぎり
グラノーラ
トーストと目玉焼き
マヨネーズたっぷりポテトサラダ
あっさり野菜サラダ

砂糖と脂質から減らす

減らすならお菓子類が第一。お米は食べないけれど、お菓子を食べているなら本末転倒。お菓子や甘い飲み物など、**砂糖が含まれているものから減らす**のがベターです。また調理をする時に、揚げるのではなく焼く・蒸すなどと工夫したり、ノンオイルドレッシングを使うのも◎。主食を抜くなど、極端な糖質制限は、筋トレ時にスムーズに使えるエネルギー源がなくなってしまうので、筋トレと組み合わせたダイエットには不向きです。

油の豆知識

魚の油はとりたい！

魚の油に含まれる「オメガ3」という成分は、人の血液をサラサラにしたり、内臓脂肪を減少させる効果があると言われています。手の指を除いた部分くらいのサイズの魚を毎日1回食べるのが理想。アジやイワシ、シャケは特におすすめ。

魚は1日これくらい

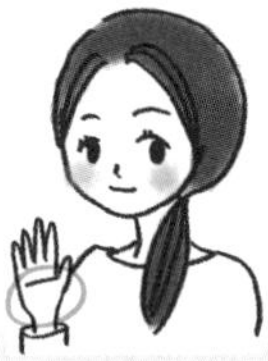

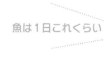

カロリー調整は1週間単位で

外食は、ハイカロリーメニューが多いうえ、食べ過ぎ飲み過ぎでカロリーオーバーしがち。でもダイエット中だって、食も楽しみたいですよね。大丈夫！　カロリーは1日単位ではなく、**1週間単位で調整すればよいのです**。外食や間食を楽しんだら、翌日から調整してチャラにしましょう。

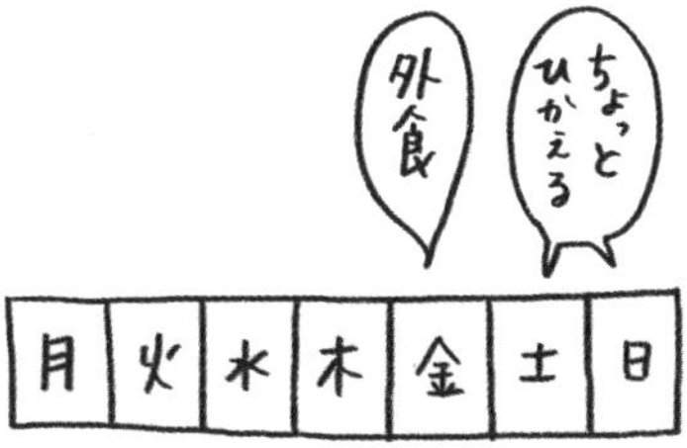

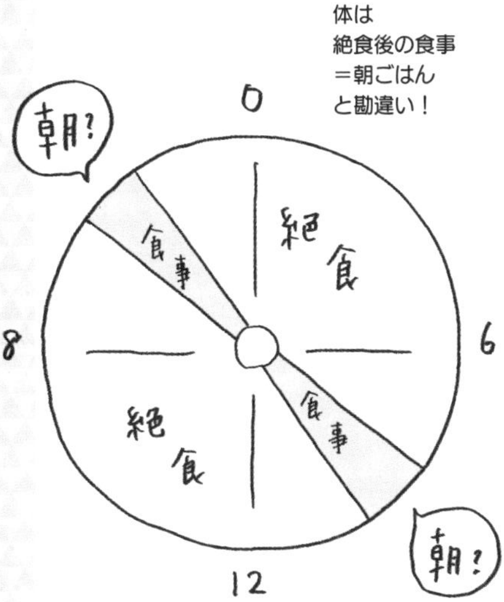

1日3食で体内時計を正常化

「体内時計」という言葉を聞いたことはありますか？
体内時計は体の中で時を刻み、体の機能を調節しています。たとえば、夜に筋肉やお肌を修復したり、昼間に代謝をあげてカロリーを消費しやすい状態に持っていくのも、体内時計の一つの役割。この時計を正常に動かすのは、食事のタイミング。特に朝食はかかせません。
ダイエット中はカロリーを減らすことにばかり目を向けがちですが、**痩せ体質をキープするためにも、食事は1日3回、毎日なるべく同じ時間に**とりましょう。

「お酒は太らない」は嘘

アルコールのカロリーは「エンプティーカロリー」と呼ばれることもありますが、カロリーがないのではなく、栄養的な意味がないということ。アルコールは1gあたり約7kcalあり、お酒によっては糖質も含みます。減量中には極力控えましょう。

減量ペースを知ろう

1カ月で体重の3～5％が無理なく減らせる目安。例えば55kgの人だったら、1カ月に1.6 ～ 2.7kgくらい痩せる計算になります。あまり急激に落とそうとがんばっても、体に負担がかかったり、継続が難しくなります。

実録4コマ劇場

キャンプで筋トレ!? ②

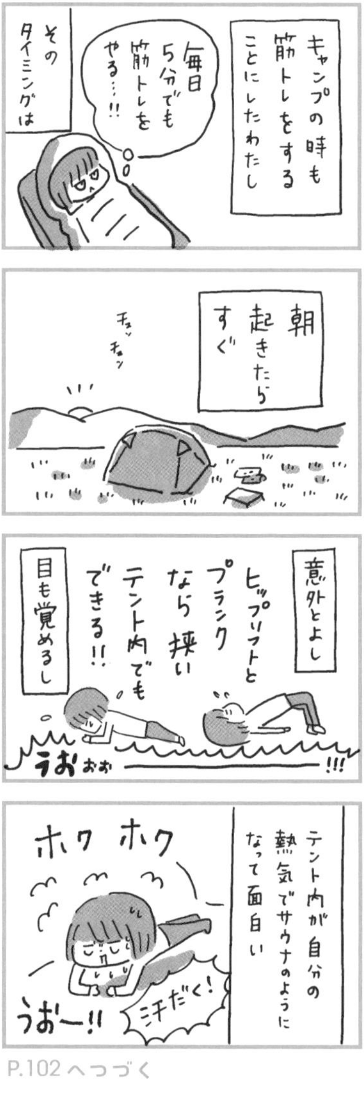
キャンプの時も筋トレをすることにしたわたし
毎日5分でも筋トレをやる…!!
そのタイミングは
朝起きたらすぐ
チュン チュン
意外とよし
ヒップリフトとプランクなら狭いテント内でもできる!!
目も覚めるし
うおおお―!!!
テント内が自分の熱気でサウナのようになって面白い
ホク ホク
うおー!!
汗だく!

P.102へつづく

3章

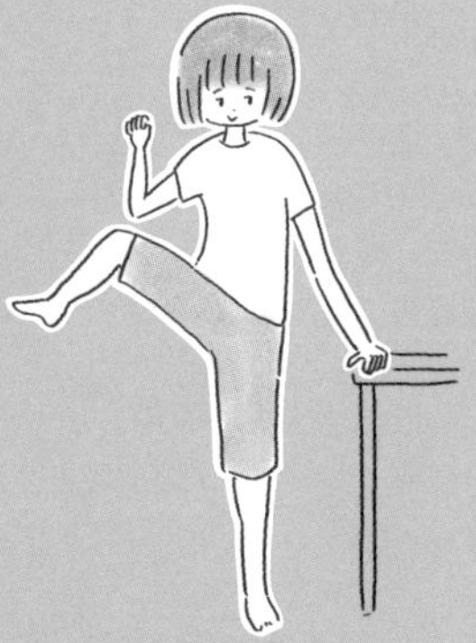

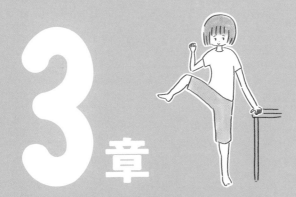

もっとたくさん鍛えたい！

全身＆部位別トレ

- 脚を広げてお尻上下（ワイドスクワット）
- 椅子逆立て（リバースプッシュアップ）
- カベ立て伏せ（ウォールプッシュアップ）
- 脇腹寄せ
- 腹筋
- 前後に脚を開きお尻上下（ランジ）

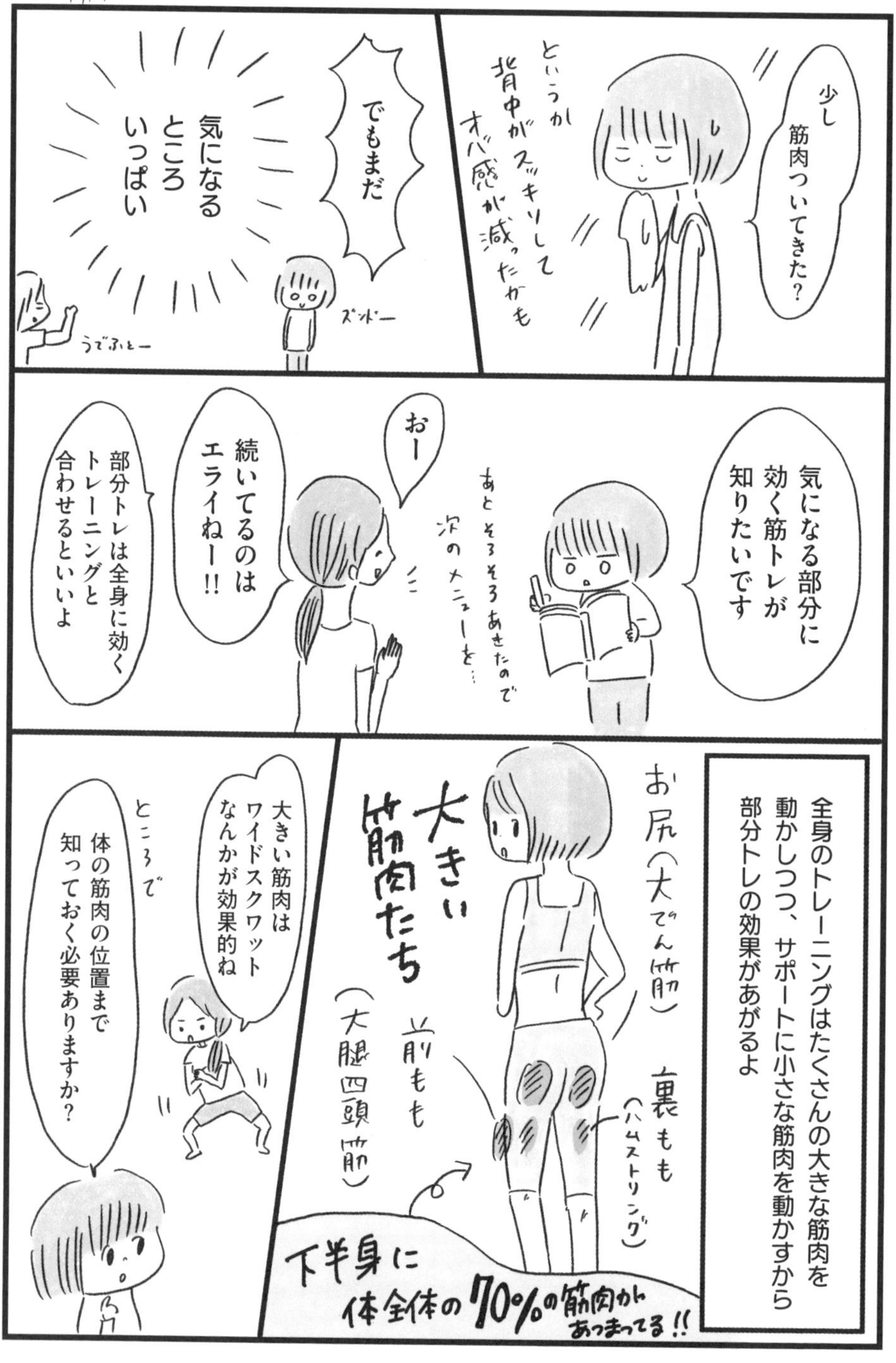
少し筋肉ついてきた？
というか背中がスッキリしてオバ感が減ったかも
でもまだ
気になるところいっぱい
ズンドー
うでふとー
気になる部分に効く筋トレが知りたいです
あとそろそろあきたので次のメニューを…
おー
続いてるのはエライねー!!
部分トレは全身に効くトレーニングと合わせるといいよ
全身のトレーニングはたくさんの大きな筋肉を動かしつつ、サポートに小さな筋肉を動かすから部分トレの効果があがるよ
大きい筋肉たち
お尻（大でん筋）
裏もも（ハムストリング）
前もも（大腿四頭筋）
下半身に体全体の70%の筋肉があつまってる!!
大きい筋肉はワイドスクワットなんかが効果的ね
ところで
体の筋肉の位置まで知っておく必要ありますか？

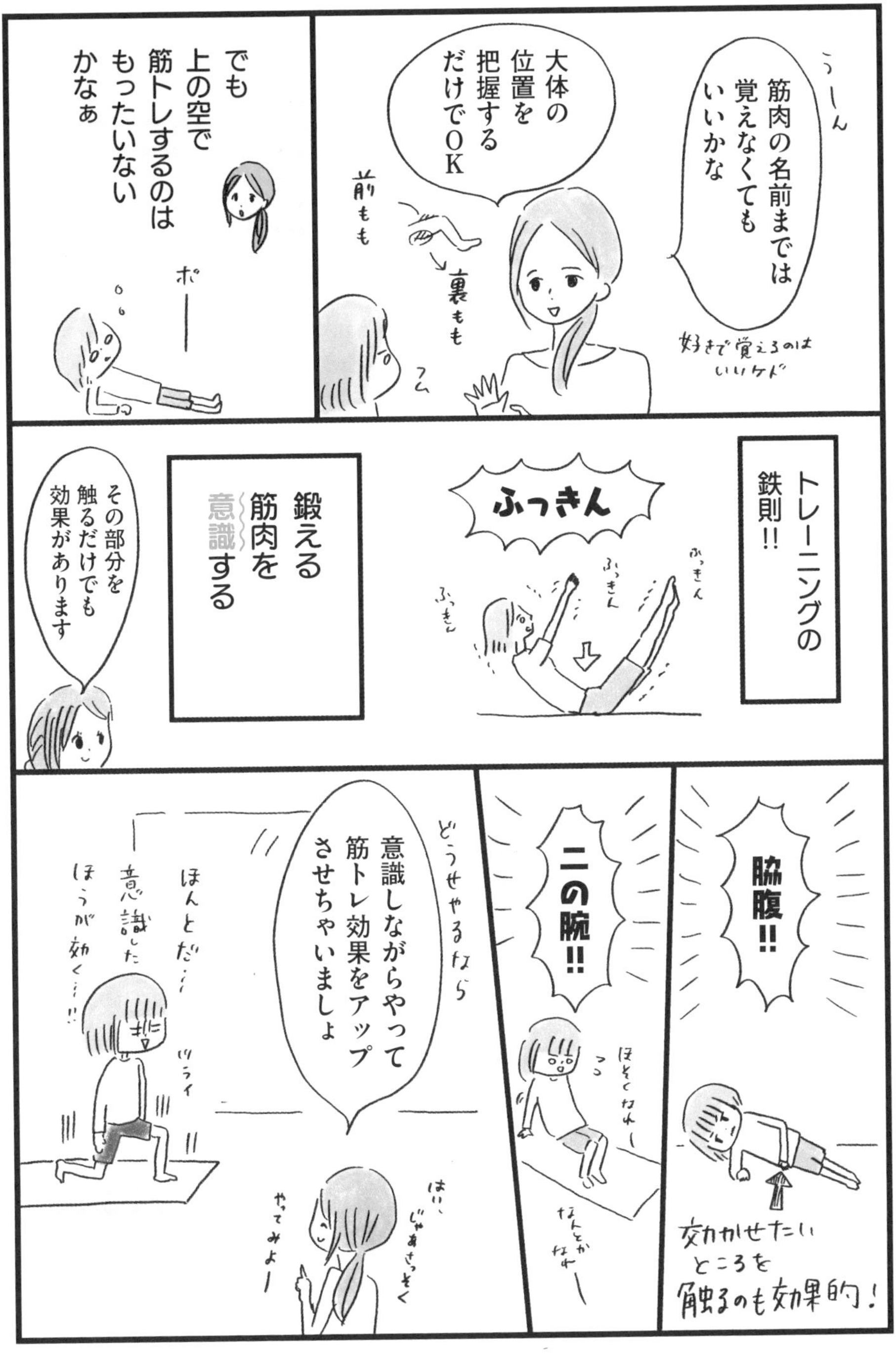
うーん
筋肉の名前までは覚えなくてもいいかな
大体の位置を把握するだけでOK
前もも
裏もも
好きで覚えるのはいいケド
フム
でも上の空で筋トレするのはもったいないかなぁ
ボーー
トレーニングの鉄則!!
ふっきん
ふっきん
ふっきん
ふっきん
鍛える筋肉を意識する
その部分を触るだけでも効果があります
脇腹!!
効かせたいところを触るのも効果的!
二の腕!!
ほそくなれ〜っっ
なんとかなれ〜
どうせやるなら
意識しながらやって筋トレ効果をアップさせちゃいましょ
はい、じゃあさっそく
やってみよー
ほんとだ…
意識したほうが効く…!!
ツライ

脚を広げてお尻上下

ワイドスクワット

目標

1セット 10~15回

2~3セット

1 脚を開いて立つ

脚を肩幅の**1.5倍**の
幅に開いて立ちます。
つま先は外側に

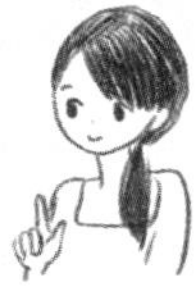

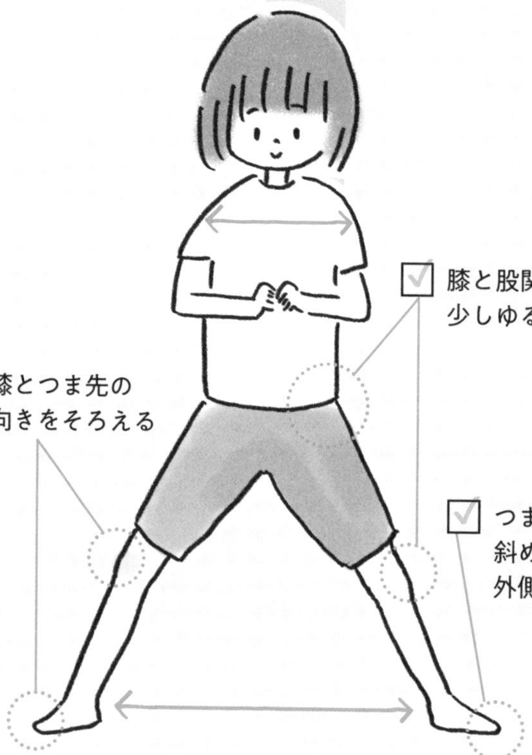
膝と股関節は
少しゆるめる
膝とつま先の
向きをそろえる
つま先は
斜め45度
外側へ

good ポイント

- カロリー消費
- 美尻をゲット
- 内ももの引き締め

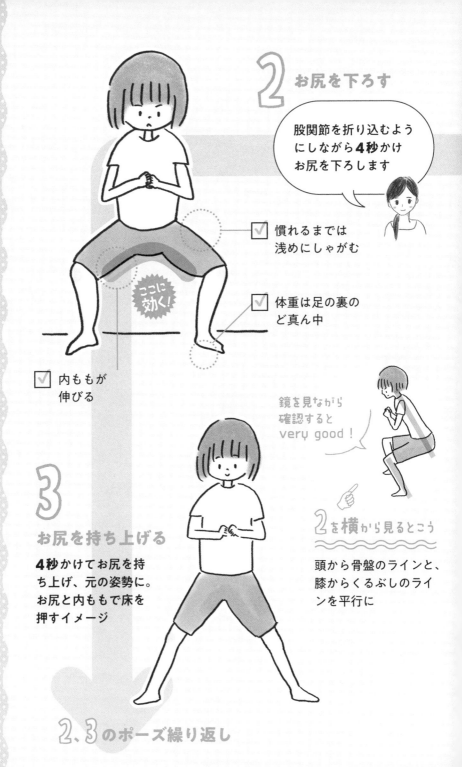

2 お尻を下ろす

股関節を折り込むようにしながら**4秒**かけお尻を下ろします

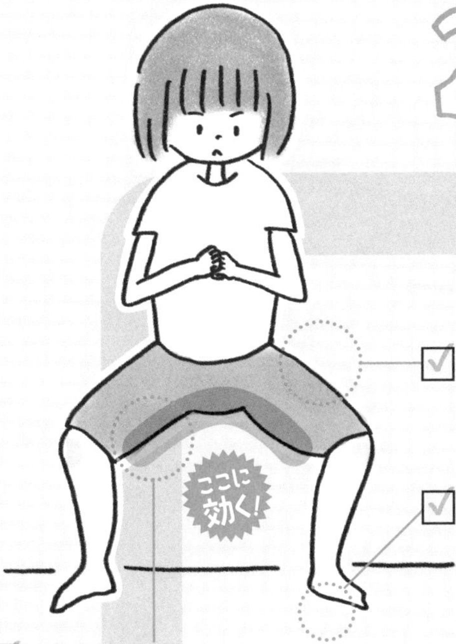

- 慣れるまでは浅めにしゃがむ
- 体重は足の裏のど真ん中
- 内ももが伸びる

鏡を見ながら確認するとvery good!

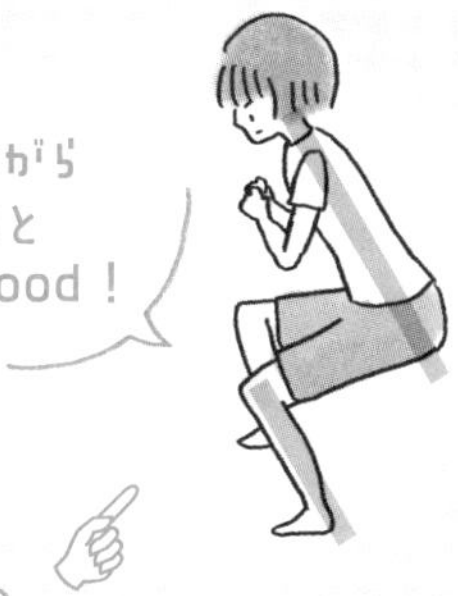

2を横から見るとこう

頭から骨盤のラインと、膝からくるぶしのラインを平行に

3 お尻を持ち上げる

4秒かけてお尻を持ち上げ、元の姿勢に。お尻と内ももで床を押すイメージ

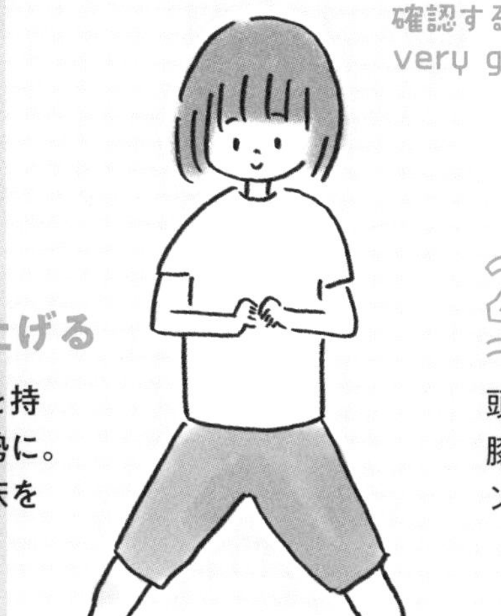

2、3のポーズ繰り返し

よくある間違い

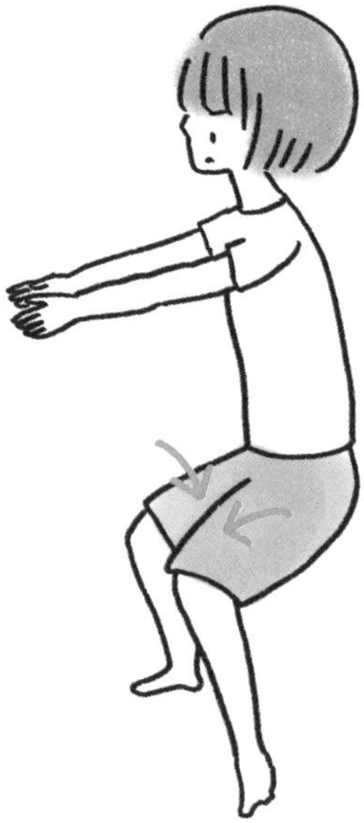

NG!

膝が内側に
入っているのはNG。
膝の向きは
つま先とそろえてね！

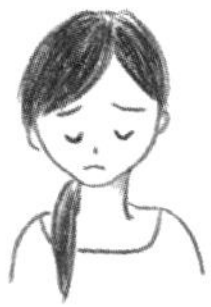

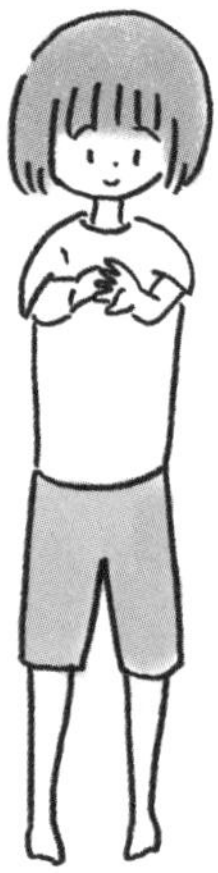

1

両脚を肩幅に開いて立ちます。腕は前に出したほうがやりやすい

2

股関節を曲げながら４秒でお尻を下ろし、４秒で戻します。つま先と膝は正面向きに。10～15回×2～3セットできたらすごい！

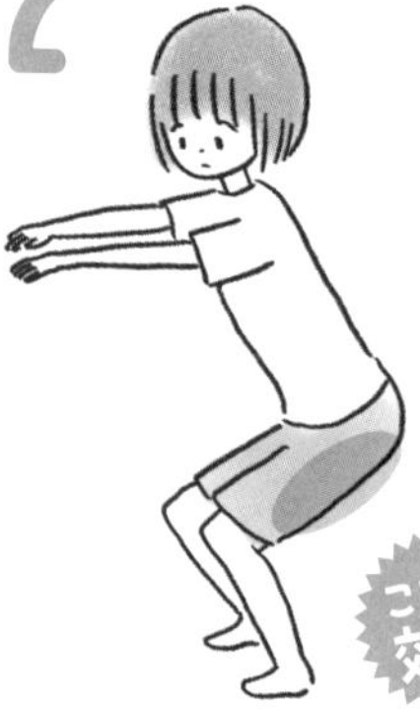

ここに効く！

1、2のポーズ繰り返し

こんなやり方も

ワイドスクワットができるようになってきたら、脚を広げないスクワットにチャレンジ！

脚を広げてスクワット（ワイドスクワット）は

ここに効く

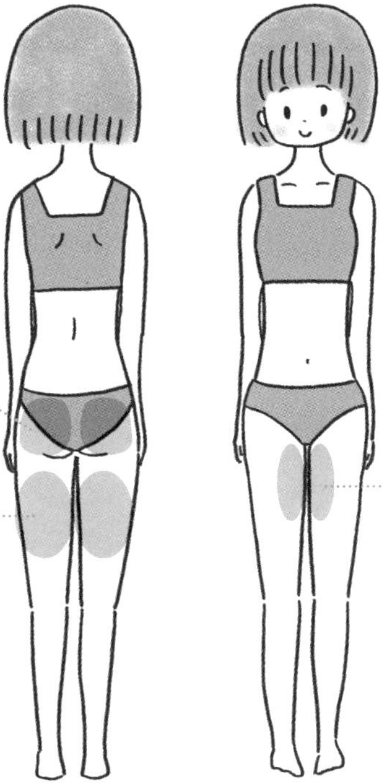

大臀筋（だいでんきん）

お尻にある大きな筋肉。股関節を伸ばしたり（脚を後方へ動かす）、広げたり（脚を横に広げる）します。鍛えるとお尻にボリュームが出たり、お尻が上がったりします。

ハムストリングス

太ももの後ろにある4つの筋肉の総称で、膝を曲げたり、股関節を伸ばしたりします。大臀筋と一緒に鍛えると、お尻と裏ももの境にメリハリができ、ヒップアップ効果絶大です。

内転筋群

（ないてんきんぐん）

太ももの内側にあり、脚を閉じる働きがある5つの筋肉の総称。股関節の動きに関係が強く、鍛えると太ももが引き締まる、O脚が改善されるほか、骨盤の安定に繋がります。

全身の筋肉を使う、代謝を上げたい人におすすめのトレーニング。しゃがむときに、内ももが伸びたら、その筋肉とお尻の筋肉の両方を使って上がるのがポイント。内ももの筋肉はお腹の力が抜けると使いづらいので、フォーム崩れを防ぐためにも力を抜かないようにしましょう。

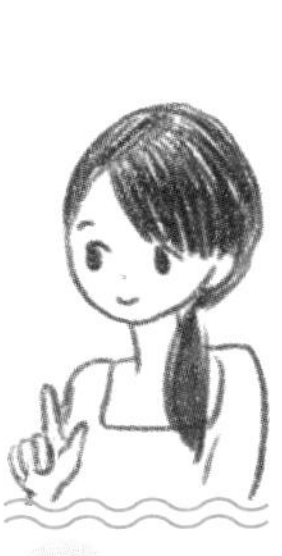

目標
1セット 10~15回
2~3セット

椅子逆立て
リバースプッシュアップ

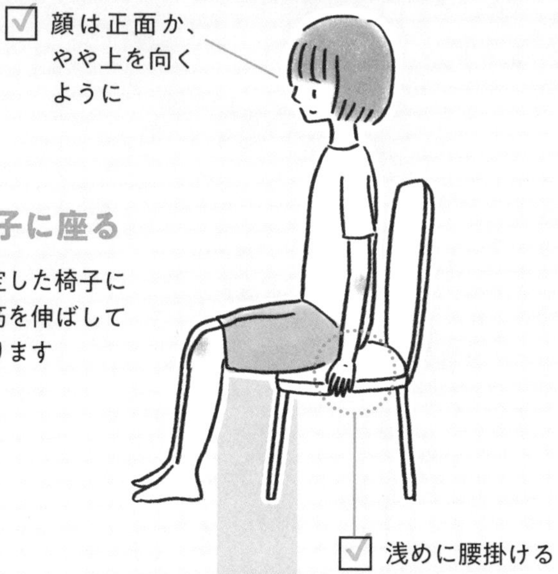
顔は正面か、やや上を向くように
浅めに腰掛ける

1 椅子に座る

安定した椅子に背筋を伸ばして座ります

2 胸を開く

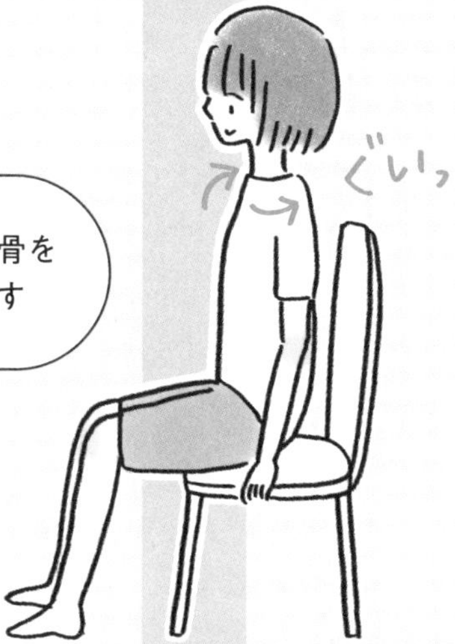
ぐいっ

胸を開き、鎖骨を天井に向けます

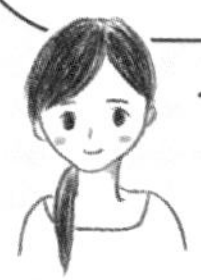

goodポイント

- 二の腕のラインにメリハリがつく
- デコルテが美しくなる
- 肩こりが改善

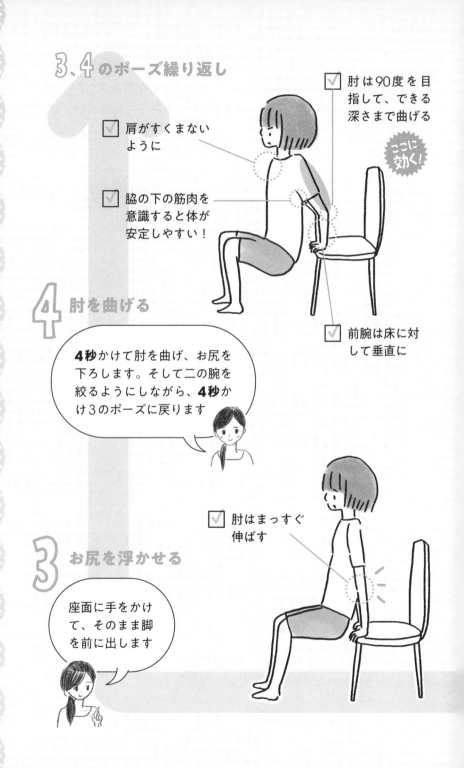

3、4のポーズ繰り返し

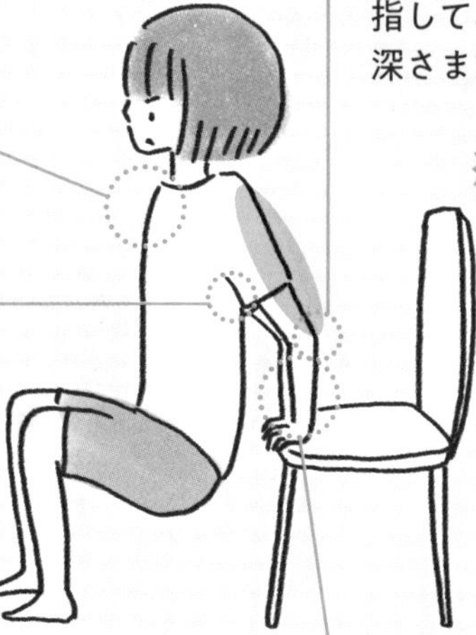

肩がすくまないように

脇の下の筋肉を意識すると体が安定しやすい！

肘は90度を目指して、できる深さまで曲げる

ここに効く！

前腕は床に対して垂直に

4 肘を曲げる

4秒かけて肘を曲げ、お尻を下ろします。そして二の腕を絞るようにしながら、**4秒**かけ3のポーズに戻ります

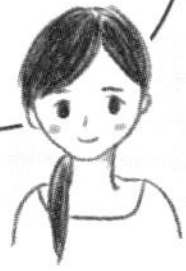

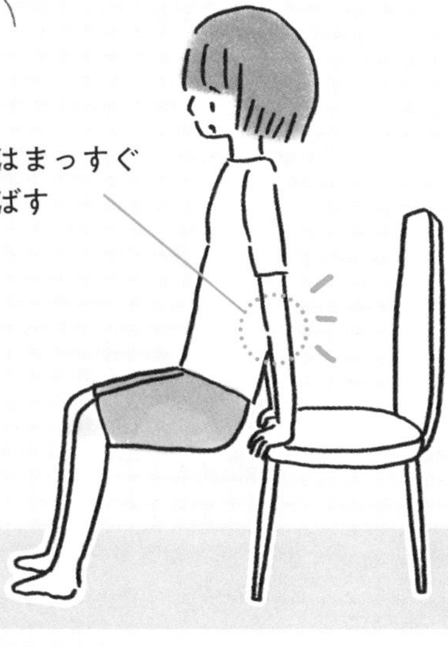

肘はまっすぐ伸ばす

3 お尻を浮かせる

座面に手をかけて、そのまま脚を前に出します

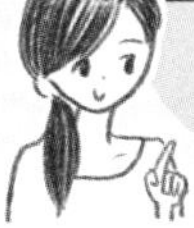

LEVEL UP!

こんなやり方も

筋肉がついてきたら、負荷を大きくしてみましょう。膝を伸ばすだけで、やり方は前ページとほとんど一緒！

1 座面に手をかけお尻を浮かせ、膝を伸ばします

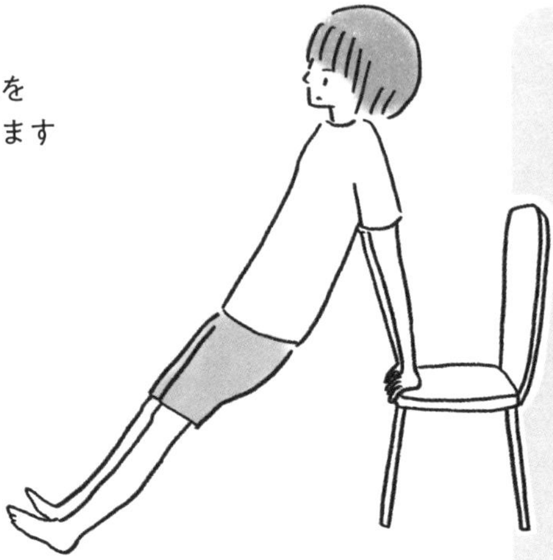

2 そのまま肘を曲げて体を上下させます。下げるとき４秒、上げるとき４秒。お尻の筋肉も意識して

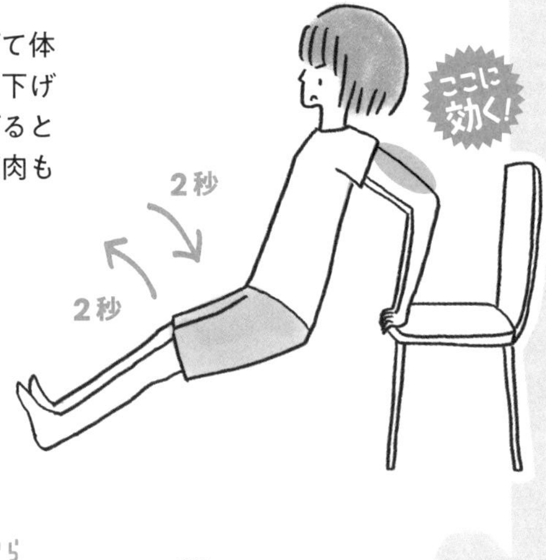

筋トレビギナーで
できる人は少ないから
膝を曲げたフォームに
慣れてきたらやってみて！

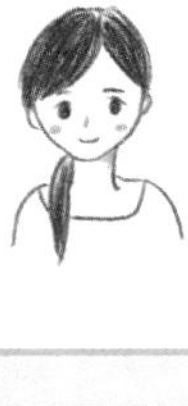

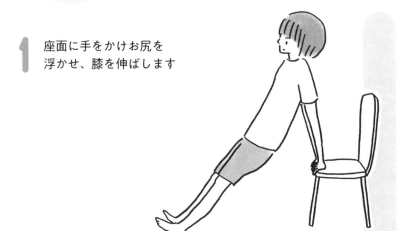

1、2のポーズ繰り返し

椅子逆立て（リバースプッシュアップ）は

ここに効く

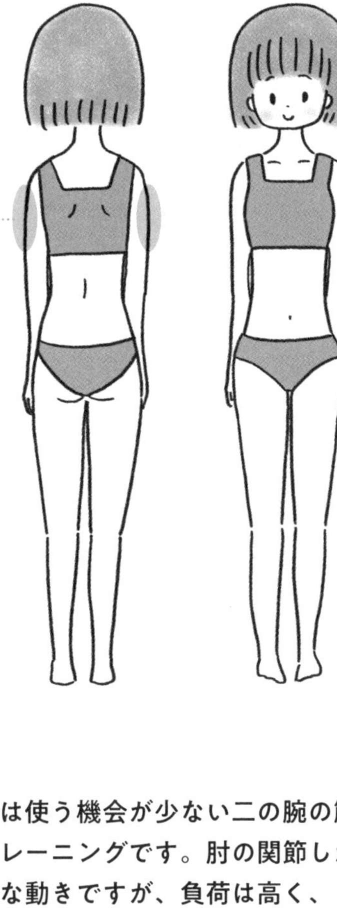

上腕三頭筋
(じょうわんさんとうきん)

「二の腕」と呼ばれる部位にある筋肉で、肘を伸ばします。小指と薬指と連動しており、その2本を握ると使いやすくなります。鍛えるとすっきりした二の腕になります。

日常生活では使う機会が少ない二の腕の筋肉に効かせるトレーニングです。肘の関節しか動かさない単純な動きですが、負荷は高く、しっかり効かせられます。二の腕の筋肉は、肩甲骨とつながっているため、このトレーニングは肩こり解消にも効果的。デコルテを開き、肩を後ろに引くと使いやすくなります。

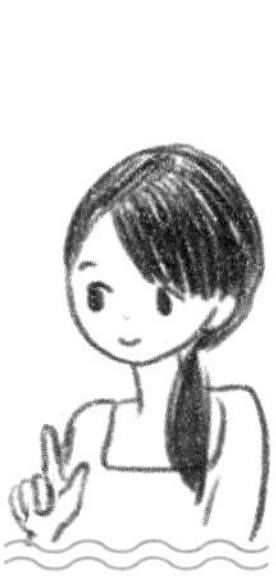

カベ立て伏せ

ウォールプッシュアップ

目標
1セット 10〜15回
2〜3セット

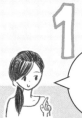

1 壁に手をつく

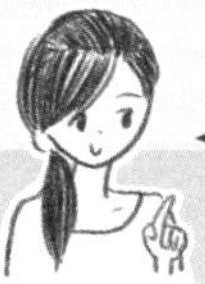

肩より少し低い位置
で壁に手をつきます

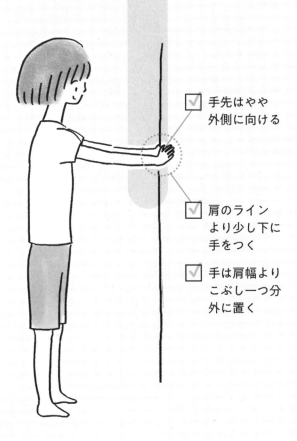

- ☑ 手先はやや外側に向ける
- ☑ 肩のラインより少し下に手をつく
- ☑ 手は肩幅よりこぶし一つ分外に置く

good ポイント

- バストのボリュームがでる
- デコルテが美しくなる

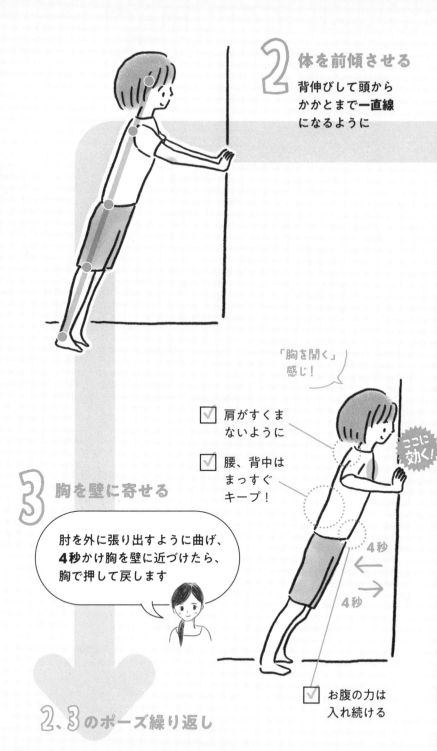

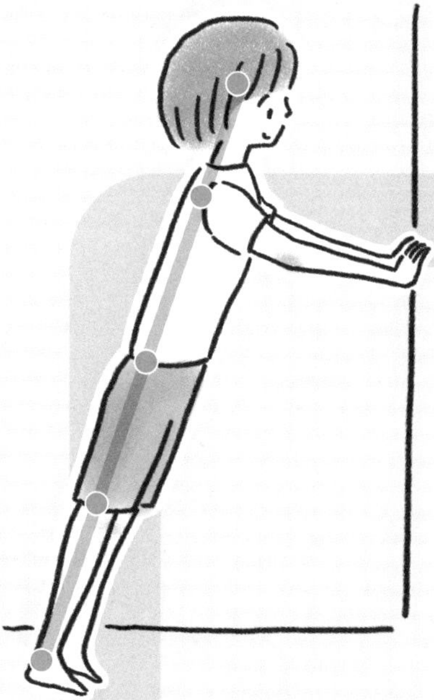

2 体を前傾させる

背伸びして頭から
かかとまで**一直線**
になるように

3 胸を壁に寄せる

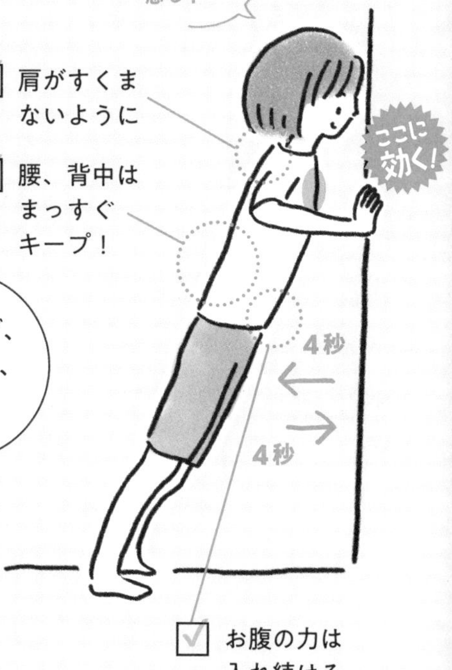
「胸を開く」
感じ！
肩がすくま
ないように
腰、背中は
まっすぐ
キープ！
ここに
効く！
4秒
4秒
お腹の力は
入れ続ける

肘を外に張り出すように曲げ、
4秒かけ胸を壁に近づけたら、
胸で押して戻します

2、3のポーズ繰り返し

こんなやり方も

手の位置が低くなるほど体重がかかり、負荷はアップ。筋肉がついてきたら、テーブルを使ったやり方もおすすめ！

1

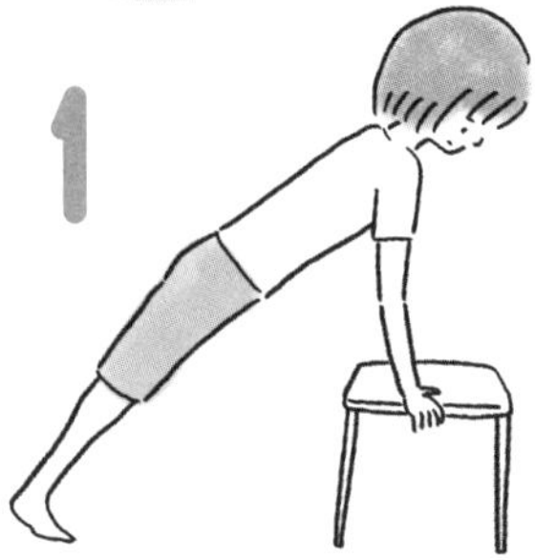

テーブルに手をつく。
手は肩の真下に

2

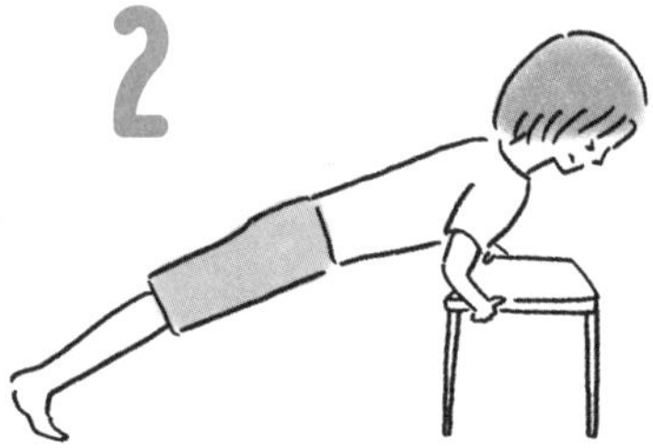

手と手の間に胸がくるようにして、4秒で胸をテーブルに近づけ、戻します

1、2のポーズ繰り返し

よくある間違い

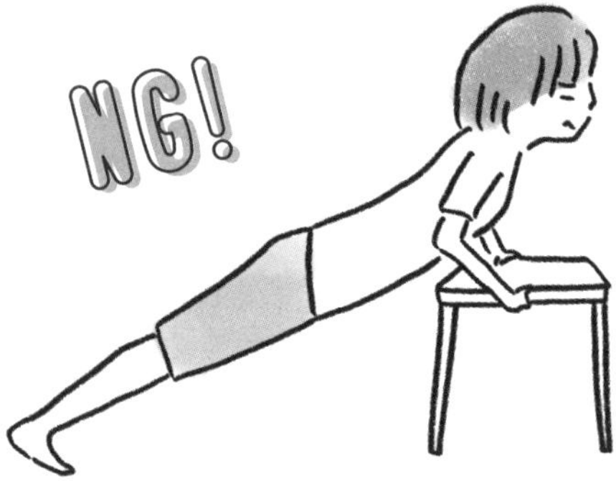

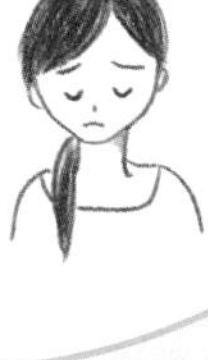

肩がすくんで背中・腰が反れないように注意。
お腹の力は抜かないようにしましょう

カベ立て伏せ（ウォールプッシュアップ）は

ここに効く

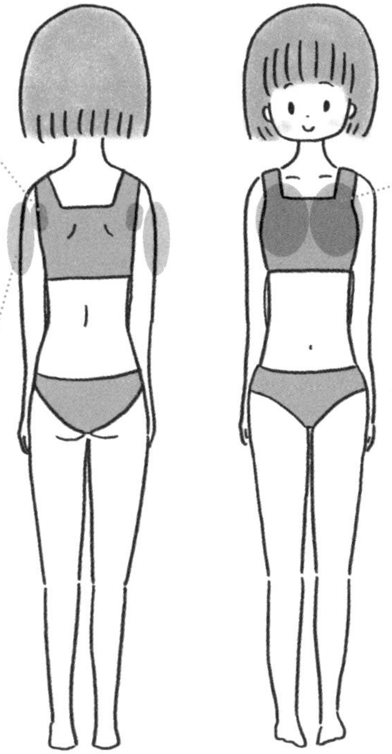

前鋸筋（ぜんきょきん）

肩甲骨と肋骨を結ぶインナーマッスルで、肩甲骨を前に出す（菱形筋と反対）ときに使います。鍛えると腕が根元から安定し、腕や手の負担が軽減。肩こり解消にも効果的です。

上腕三頭筋

（じょうわんさんとうきん）

「二の腕」と呼ばれる部位にある筋肉で、肘を伸ばします。小指と薬指と連動しており、その2本を握ると使いやすくなります。鍛えるとすっきりした二の腕になります。

大胸筋（だいきょうきん）

胸にある筋肉で、上中下と3つの部位に分けられます。腕を体の中心に寄せたり、内側にひねる働きがあります。鍛えるとバストにボリュームが出たり、デコルテが美しくなったりします。

“

バストを美しくしたい！　でも床でする腕立て伏せはツライ！　という人に。壁に寄るときも離れるときも、肩甲骨を動かさないようにすることで、壁に寄ったときに胸の筋肉が伸ばされ、離れる時に縮みます。胸の筋肉は、肩を前に引っ張るので、巻き肩防止に、背中のトレーニングとセットで行いましょう。

”

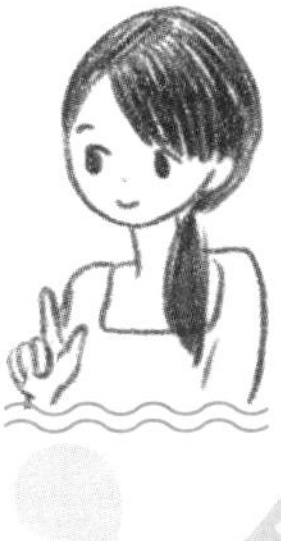

脇腹寄せ

目標
片側 1セット 20回
片側 2~3セット

1 バンザイのポーズ

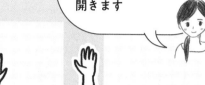

腕をバンザイにして、
両脚は股関節幅に
開きます

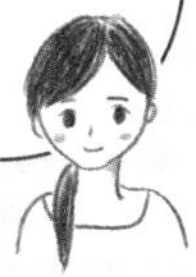

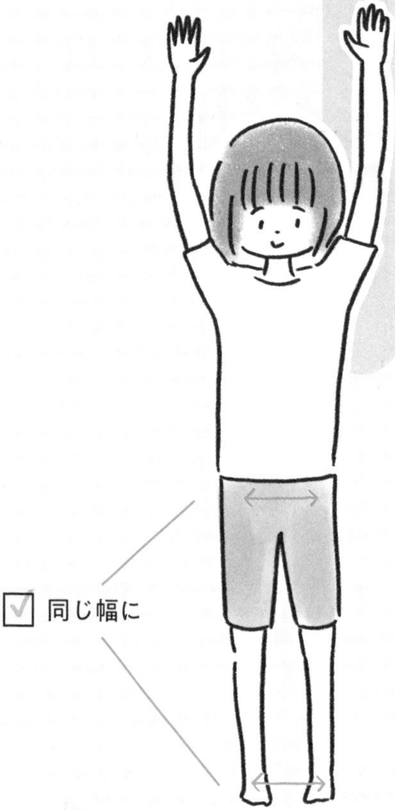

good ポイント

- ウエストが細くなる
- ベルトの上に乗るお肉をなくす
- 歩く姿勢が綺麗になる

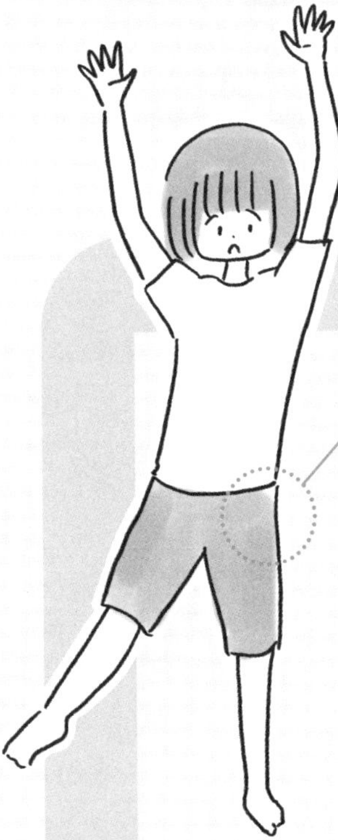

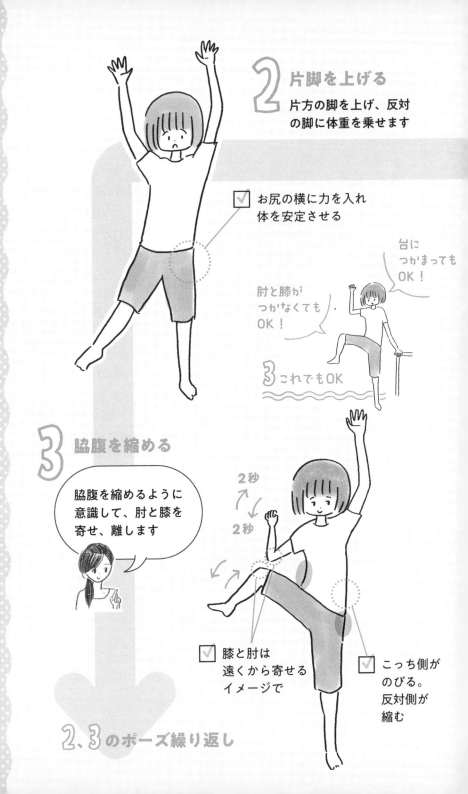

2 片脚を上げる

片方の脚を上げ、反対の脚に体重を乗せます

☑ お尻の横に力を入れ体を安定させる

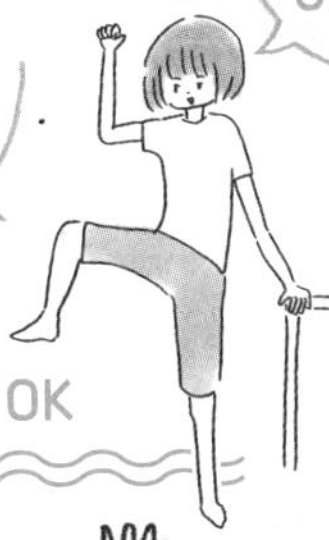

台につかまってもOK！
肘と膝がつかなくてもOK！

3 これでもOK

3 脇腹を縮める

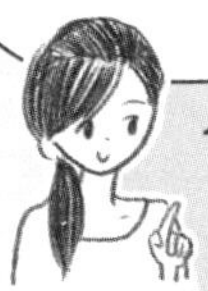

脇腹を縮めるように意識して、肘と膝を寄せ、離します

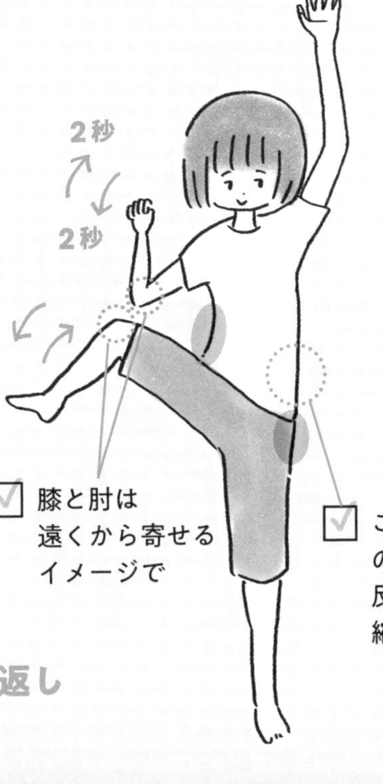

2秒
2秒

☑ 膝と肘は遠くから寄せるイメージで

☑ こっち側がのびる。反対側が縮む

2、3のポーズ繰り返し

こんなやり方も

立った状態ではなく、横向きに寝た姿勢でもできます。
1章の体幹トレーニングと組み合わせやすい！

1

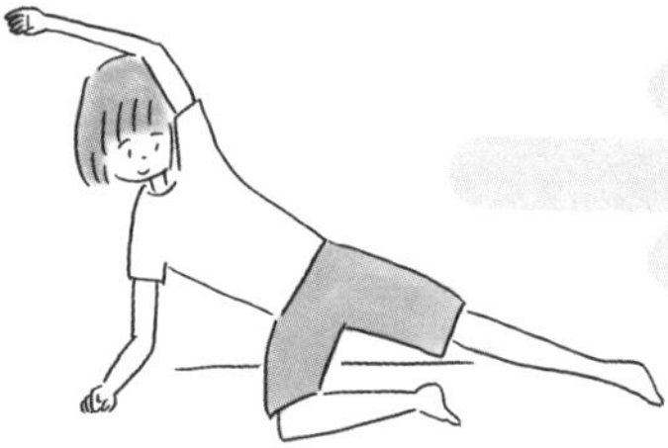

腰骨を床に当てて横になります。片腕と片脚を伸ばします

2

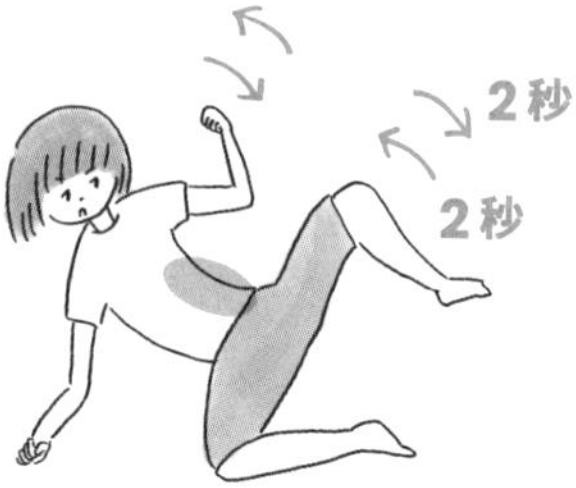
2秒
2秒

脇腹を縮めながら、肘と膝を寄せます。縮める・伸ばすを2秒ずつ繰り返し。骨盤と肋骨をくっつけるような感じで

1、2のポーズ繰り返し

よくある間違い

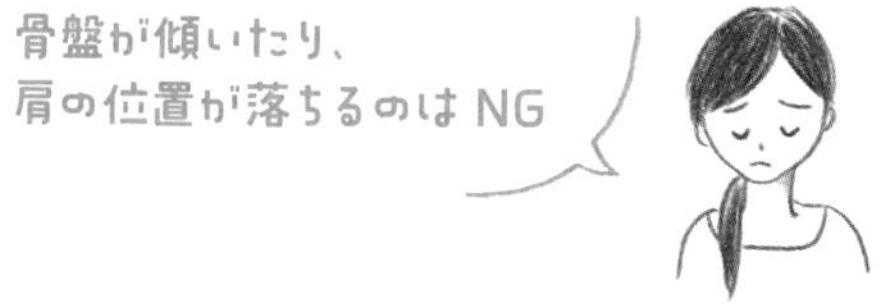
骨盤が傾いたり、
肩の位置が落ちるのはNG

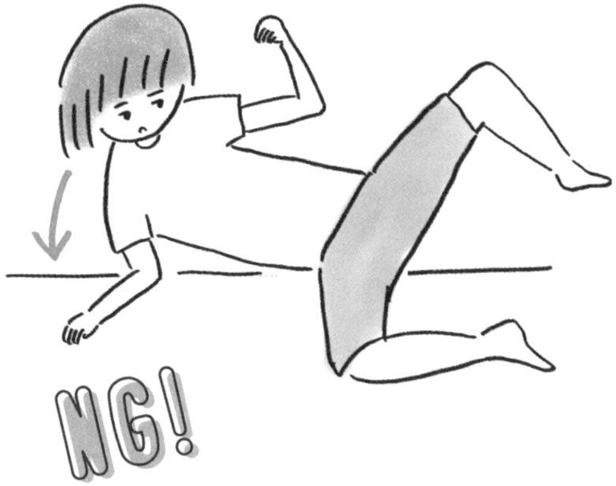
NG!

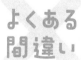

腹筋寄せは

ここに効く

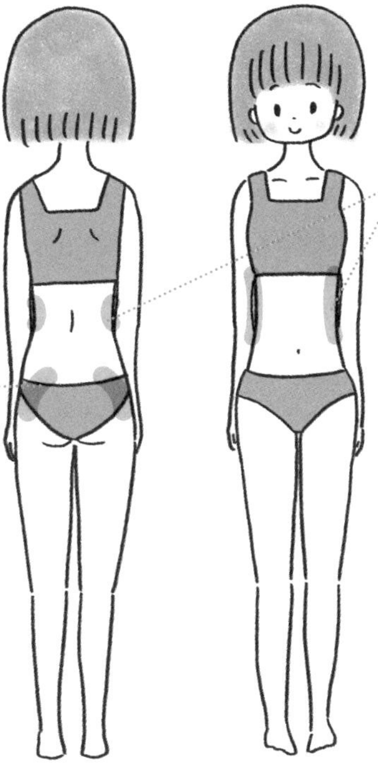

中臀筋（ちゅうでんきん）

お尻の横側にある筋肉。骨盤を支えており、片脚立ちの時に骨盤が横にずれるのを防ぎます。鍛えるとお尻の側面や上部から曲線ができ、美尻作りには欠かせません。

腹斜筋群（ふくしゃきんぐん）

肋骨と骨盤をガムテープのように斜めにつないでいます。体を横に倒す、捻るときに働きます。鍛えると肋骨と骨盤が近づき、反り腰が改善されます。

日常生活で体を横に倒す動き、なかなかしないですよね!? 部分痩せはできないといわれていますが、普段使っていない部位の周りには脂肪がつきやすいのは確か。このトレーニングは、脇腹を伸縮させることで、ウエストをスッキリさせます。全身を大きく動かすので、カロリー消費も大きいですよ！

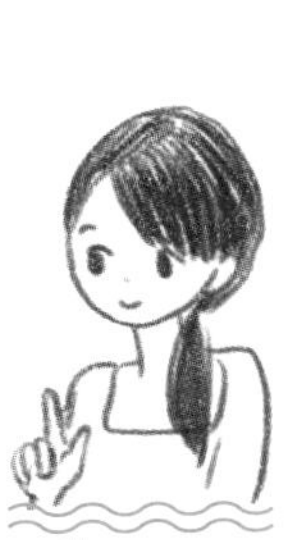

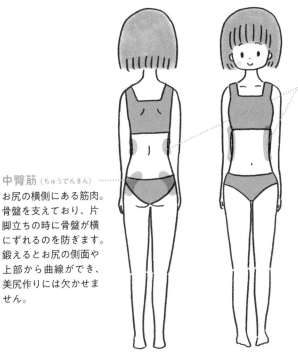

腹筋

目標

1セット 10~15回

2~3セット

1 仰向けになる

仰向けになり膝を曲げて外に開きます。脚が開きづらい人は先にP.116の内もも伸ばしをやると◎

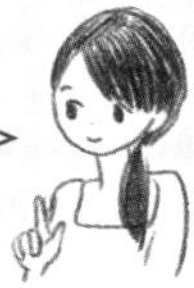

☑ 脚をひし形に開くと脚の筋肉を使えないのでお腹に効く

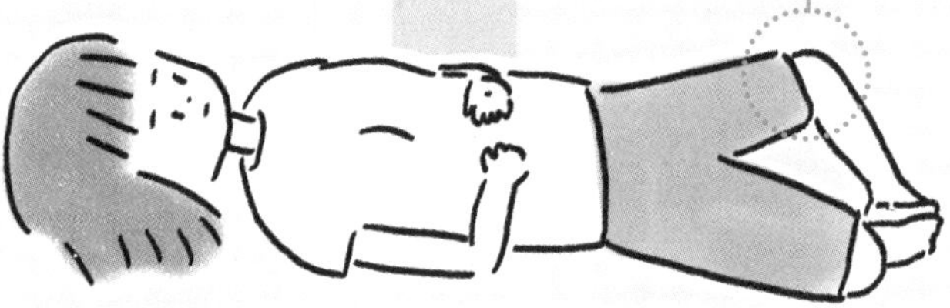

good ポイント

- 肋骨が閉じる
- お腹が薄くなる
- 腰痛が改善

2 手を頭に添える

下腹部に力を入れて腰を丸め、床と腰のすき間をなくします。仰向けになってから骨盤を後ろに倒すイメージ

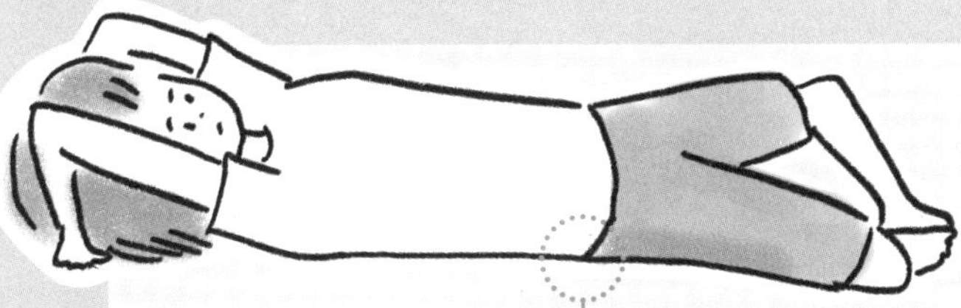

☑ 腰のすき間をなくす

3 へそを上からのぞきこむ

肩甲骨を床から離し、へそを覗き込むようにして**4秒**かけて上腹部を縮め、**4秒**で戻します

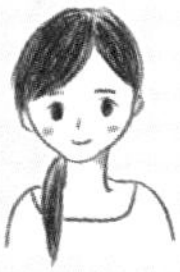

☑ 高く体を起こすのではなくお腹上部を縮めることを意識

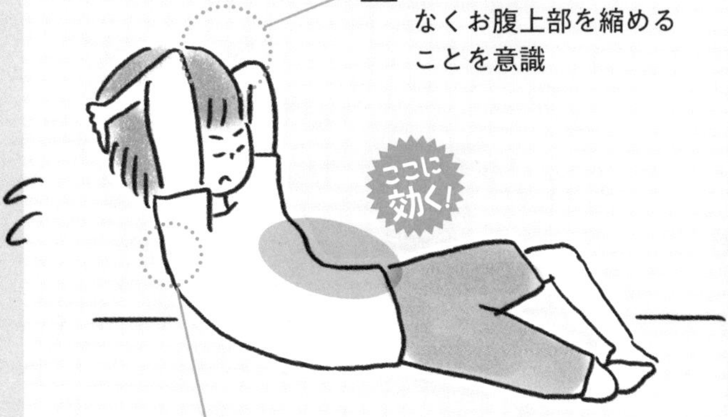

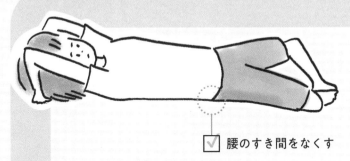

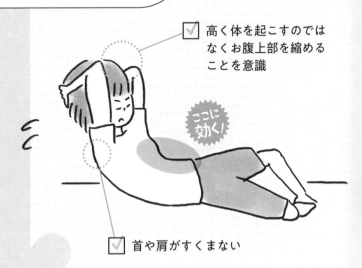

☑ 首や肩がすくまない

2、3のポーズ繰り返し

よくある間違い

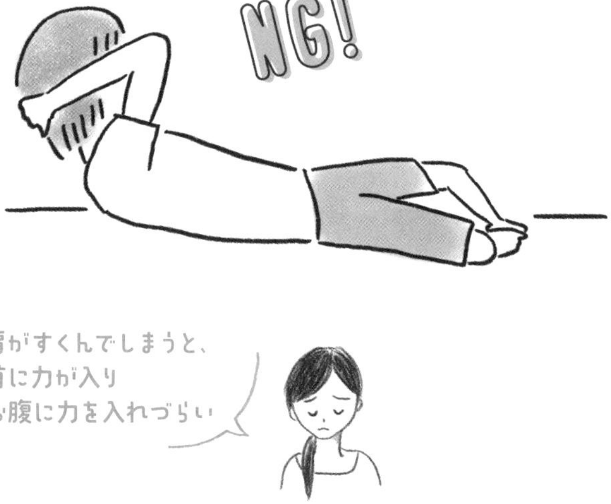
NG!
肩がすくんでしまうと、
首に力が入り
お腹に力を入れづらい

こんなやり方も

膝を開くのがつらかったり、気分を変えたければ
膝を立てた姿勢でやってもOK

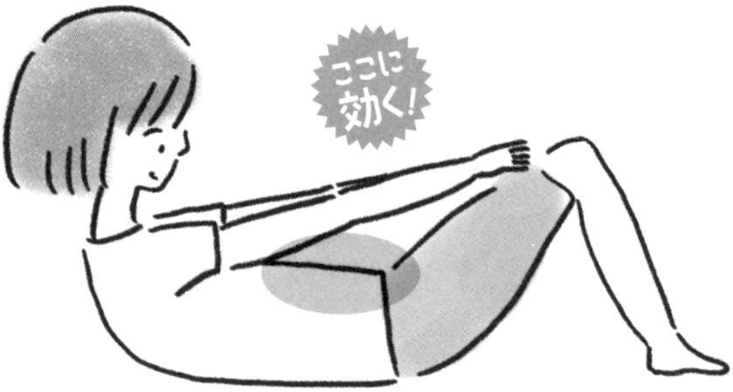
ここに効く!

手を前に伸ばして上半身を起こします。手を膝につけるような感じ

腹筋は

ここに効く

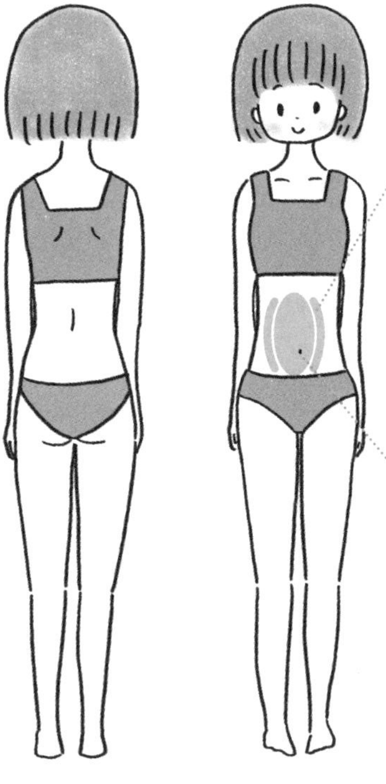

腹横筋（ふくおうきん）

体幹の肋骨がない部分をコルセットのように囲い、安定させています。鍛えると、胴回りが細くなったり、腹圧が高まって動作が安定したり、腰痛が改善したりします。

腹直筋（ふくちょくきん）

体幹の正面にあり、肋骨から骨盤を結ぶ縦に長い筋肉。骨盤と肋骨の位置を調整して背骨を整えたり、腰を丸める働きがあります。鍛えると反り腰が改善し、お腹のラインが入ります。

腹筋のトレーニングというと、膝を立てて上体を完全に起こすやり方を思い浮かべるよね。でもあれは疲れちゃって続けにくい！

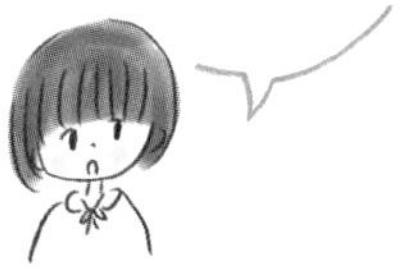

縦に長いお腹の筋肉全体が鍛えられます。下腹部は力を入れ続け、上腹部は伸び縮みさせて鍛えます。息を吐いて肋骨を閉じるようにしながら縮めると効果的です。お腹の筋力が弱いと、背中の筋力に負けて背骨の腰部分が反れる（反り腰）原因になります。ロールダウン（P.58）と合わせて行いましょう。

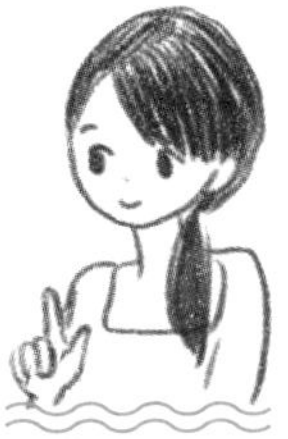

目標

1セット 10~15回

2~3セット

前後に脚を開き お尻上下

ランジ

1 脚を少し開いて立つ

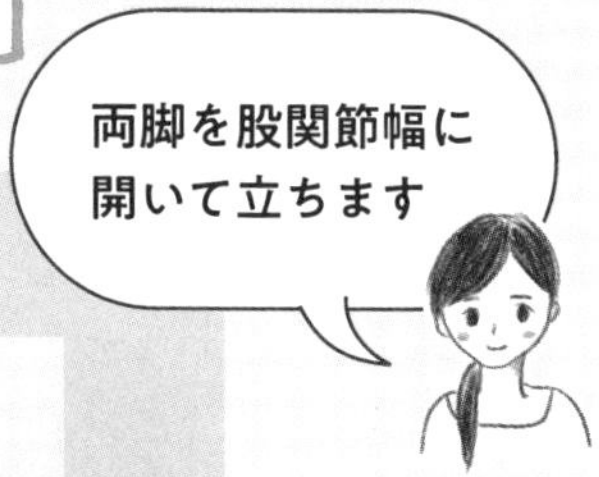

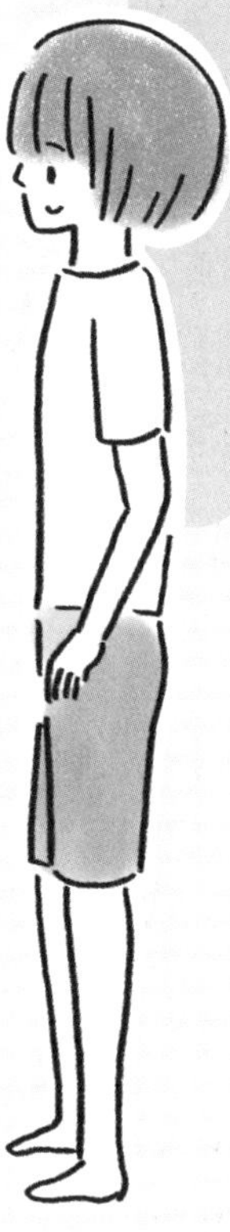

good ポイント

- 骨盤の傾きの調整
- お尻と脚のメリハリゲット
- 美尻をゲット

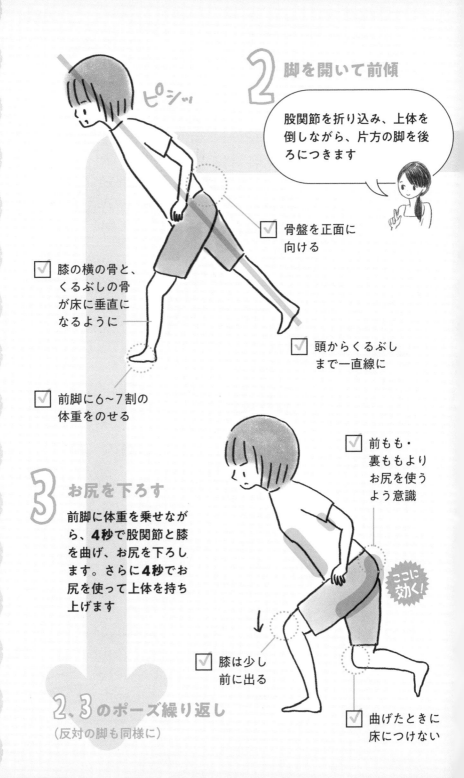

2 脚を開いて前傾

股関節を折り込み、上体を倒しながら、片方の脚を後ろにつきます

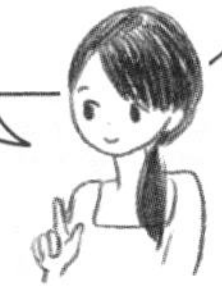

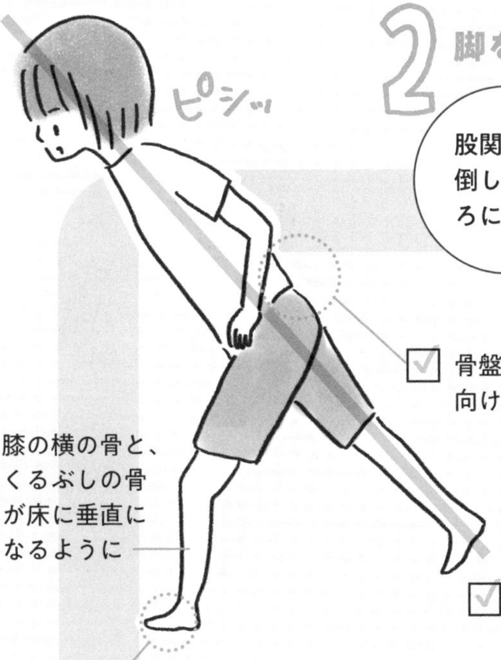
ピシッ
骨盤を正面に向ける
膝の横の骨と、くるぶしの骨が床に垂直になるように
頭からくるぶしまで一直線に
前脚に6~7割の体重をのせる

3 お尻を下ろす

前脚に体重を乗せながら、**4秒**で股関節と膝を曲げ、お尻を下ろします。さらに**4秒**でお尻を使って上体を持ち上げます

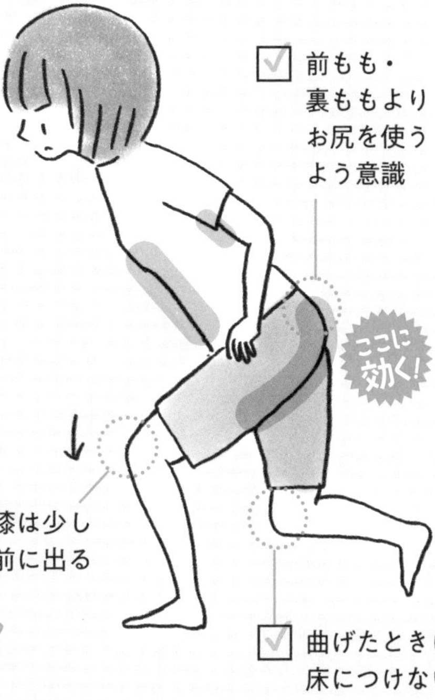
前もも・裏ももよりお尻を使うよう意識
ここに効く!
膝は少し前に出る
曲げたときに床につけない

2、3のポーズ繰り返し
（反対の脚も同様に）

よくある間違い

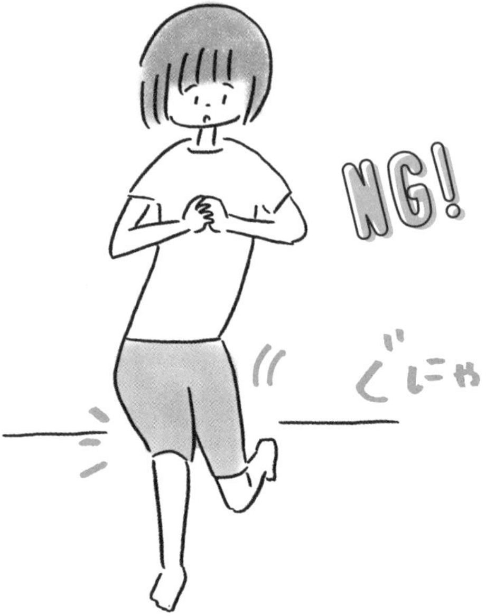

お尻が横に出て
いるのはNG。
体の軸は
まっすぐに

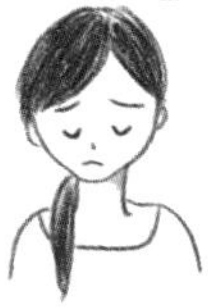

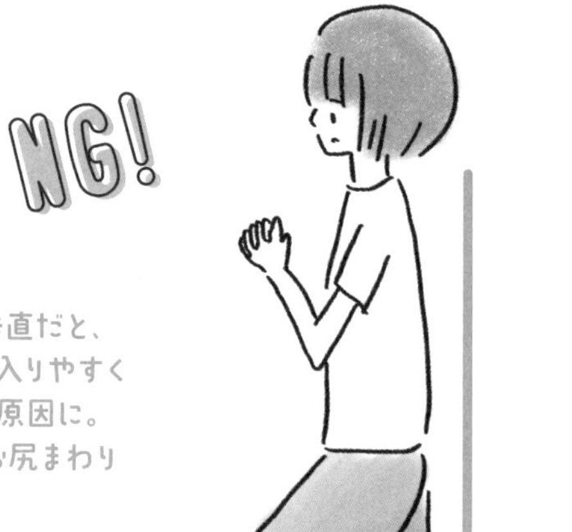

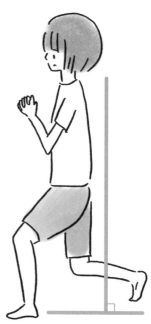

上体が床と垂直だと、
前ももに力が入りやすく
前ももが張る原因に。
前傾姿勢でお尻まわり
に効かせよう

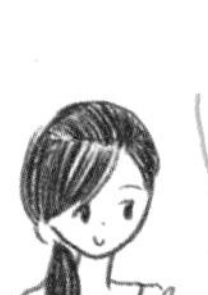

前後に脚を開きお尻上下（ランジ）は

ここに効く

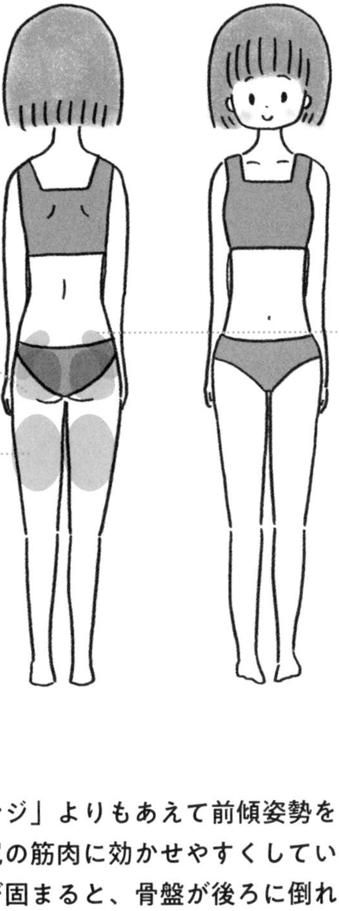

大臀筋（だいでんきん）

お尻にある大きな筋肉。股関節を伸ばしたり（脚を後方へ動かす）、広げたり（脚を横に広げる）します。鍛えるとお尻にボリュームが出たり、お尻が上がったりします。

ハムストリングス

太ももの後ろにある4つの筋肉の総称で、膝を曲げたり、股関節を伸ばしたりします。大臀筋と一緒に鍛えると、お尻と裏もも の境にメリハリができ、ヒップアップ効果絶大です。

中臀筋（ちゅうでんきん）

お尻の横側にある筋肉。骨盤を支えており、片脚立ちの時に骨盤が横にずれるのを防ぎます。鍛えるとお尻の側面や上部から曲線ができ、美尻作りには欠かせません。

通常の「ランジ」よりもあえて前傾姿勢をとることで、お尻の筋肉に効かせやすくしています。お尻の筋肉が固まると、骨盤が後ろに倒れやすくなります。このトレーニングは、腰を落とすときにお尻の筋肉が伸び、戻すときに縮みます。筋肉が伸縮を繰り返すことで、機能するようになり、骨盤の傾きも整います。

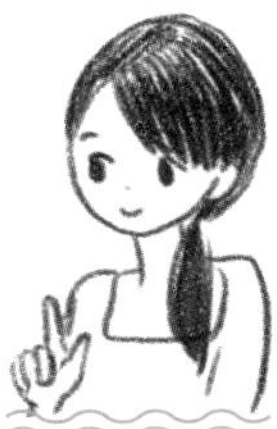

こいし & 河村先生

筋トレ談義

この本は「自重《じじゅう》筋トレ」をメインに紹介していますが、筋トレには「ウェイトトレーニング」もありますよね。自重筋トレと、ウェイトトレーニングの違いについて、詳しく教えてもらえますか？

体重だけの負荷で行うのを「自重筋トレ」、器具を使って体重以上の負荷をかけて行うのを「ウェイトトレーニング」といいます。

自重筋トレに少し飽きてきたころから、器具を使ったトレーニングにも興味が出てきたんです。自重筋トレより効果って出やすいんですか？

器具の負荷が加わるので効果は出やすくなりますよ。ただ、筋トレに慣れないうちに何かを持ったり引っ張ったりすると、そこに意識がいってしまい、フォームがおろそかになることも。まずは自重からはじめて、フォームが安定したら器具を導入するのが良いでしょう。

なるほど。初めて器具を使うとしたら何がおすすめですか？

まずはダンベルかチューブです。

ちょうど両方持ってます！ うまく使うコツってありますか？

ダンベルはコツがありますよ。例えば、腕を曲げる・戻す運動は、筋肉の伸び縮みが発生しますよね。曲げるときに縮めて、戻すときに伸ばす、という具合に。チューブは、引っ張るときも戻すときも負荷がかかるので、筋肉を縮めているとき、伸ばしているとき、どちらも力を入れたまま。終始力を抜くことなくトレーニングできます。

うんうん。

ダンベルは、下ろすときに重力に任せて勢いよく下ろす人が多くいます。こうすると、筋肉を縮めるときは力が入るものの、伸ばすときに力が入りません。ダンベルを使うときは、筋肉を伸ばしている間も意識して力を入れるようにすると効果的です。

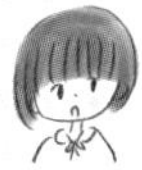

これからは意識してやってみたいと思います！
器具のほかに、有酸素運動（※1）にも興味があるんですが、筋トレとセットでやったほうがいいんですか？　そのほうがカロリーを消費しやすいと聞いたことがあります。

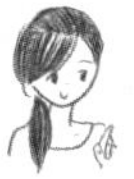

有酸素運動は消費カロリーが稼げます。ダイエット目的ならセットでやると効果的ですね。
ちなみに、一般的に筋トレは無酸素運動（※2）、ランニングは有酸素運動と思われがちですが、必ずしもそうではないんです。
全力疾走するくらいに追い込んだ筋トレ（たとえば限界の重さのダンベルを持ち上げるようなもの）でないと、厳密には↘無酸素運動とは言えません。

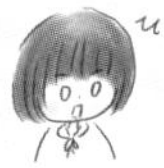

そうだったんですか！　家トレはそこまで追い込んだものじゃないから有酸素運動ということですね。
家トレと合わせてやるとおすすめの有酸素運動ってありますか？

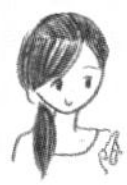

ダンスなんかいいですよ。最近YouTubeで、「汗だく20分」みたいな脂肪燃焼系の動画をアップしている方がいますよね。ウォーキングやランニングは同じ筋肉しか使いませんが、ダンス系のものは全身をくまなく動かせるので、多くの筋肉を動員できます。そうすると消費カロリーがアップ！

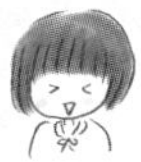

私は運動ができるテレビゲームを取り入れていましたけど、ダンスも楽しそう！

※1　長時間継続できる運動で、酸素を使いながら脂肪と糖を原料にエネルギーを作る。息が弾む程度までの運動強度

※2　短い時間に大きな力を出す運動で、体に蓄えられている糖（やクレアチン）を原料に酸素を使わずにエネルギーを作る

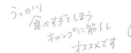

実録4コマ劇場

キャンプで筋トレ!?③

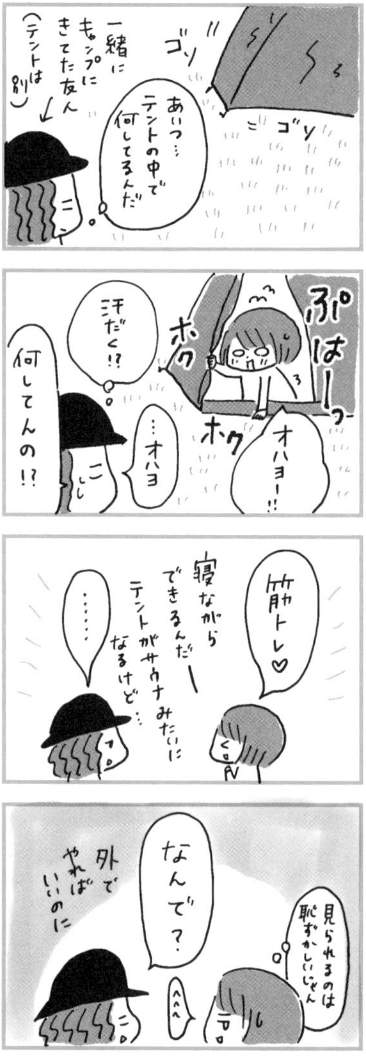
ゴソ
ゴソ
あいつ…テントの中で何してるんだ
一緒にキャンプにきてた友人
(テントは別)
ぷはーっ
ホク
ホク
オハヨー!!
汗だく!?
…オハヨ
何してんの!?
筋トレ♡
寝ながらできるんだー
テントがサウナみたいになるけど…
……
見られるのは恥ずかしいじゃん
なんで?
外でやればいいのに

うっかり食べすぎてしまうキャンプに筋トレオススメです

4章

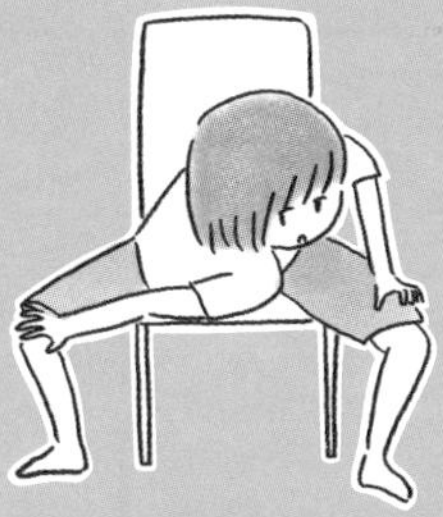

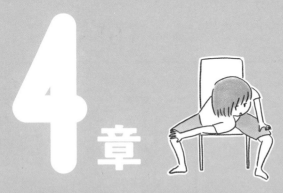

スキマ時間に筋肉の固まり解消！

座ってできるストレッチ

- 前もも伸ばし
- 胸伸ばし
- お腹伸ばし
- お尻伸ばし
- 二の腕伸ばし
- 内もも伸ばし
- 脇腹伸ばし
- 裏もも伸ばし

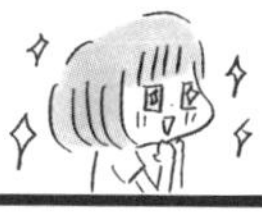

ストレッチの効果って？

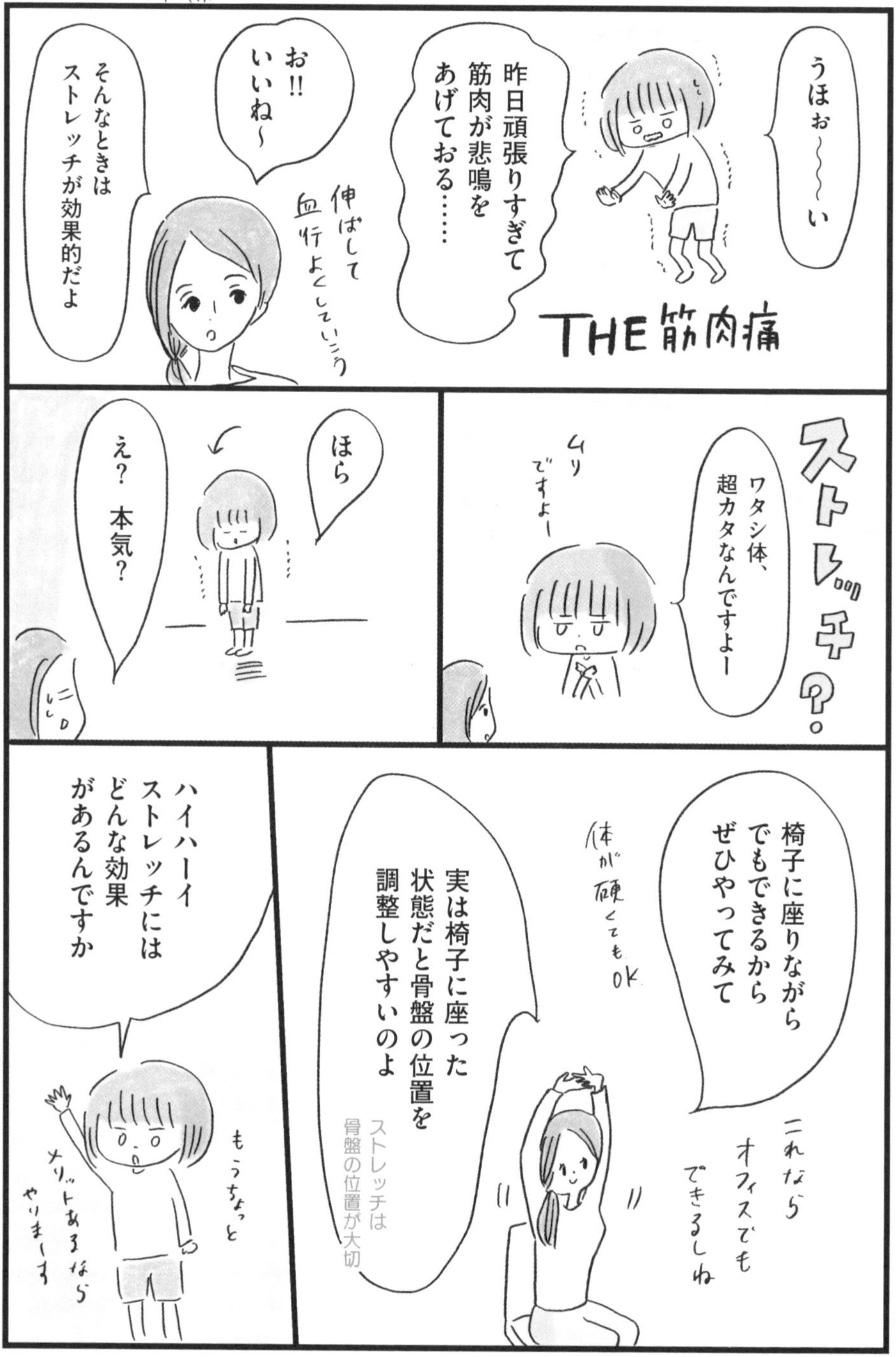

うほぉ〜〜〜い
昨日頑張りすぎて筋肉が悲鳴をあげておる……
THE筋肉痛
お!! いいね〜
伸ばして血行よくしていこう
そんなときはストレッチが効果的だよ
ストレッチ？
ワタシ体、超カタなんですよー
ムリですよー
ほら
え？ 本気？
椅子に座りながらでもできるからぜひやってみて
体が硬くてもOK
これならオフィスでもできるしね
実は椅子に座った状態だと骨盤の位置を調整しやすいのよ
ストレッチは骨盤の位置が大切
ハイハーイ ストレッチにはどんな効果があるんですか
もうちょっとメリットあるならやりまーす

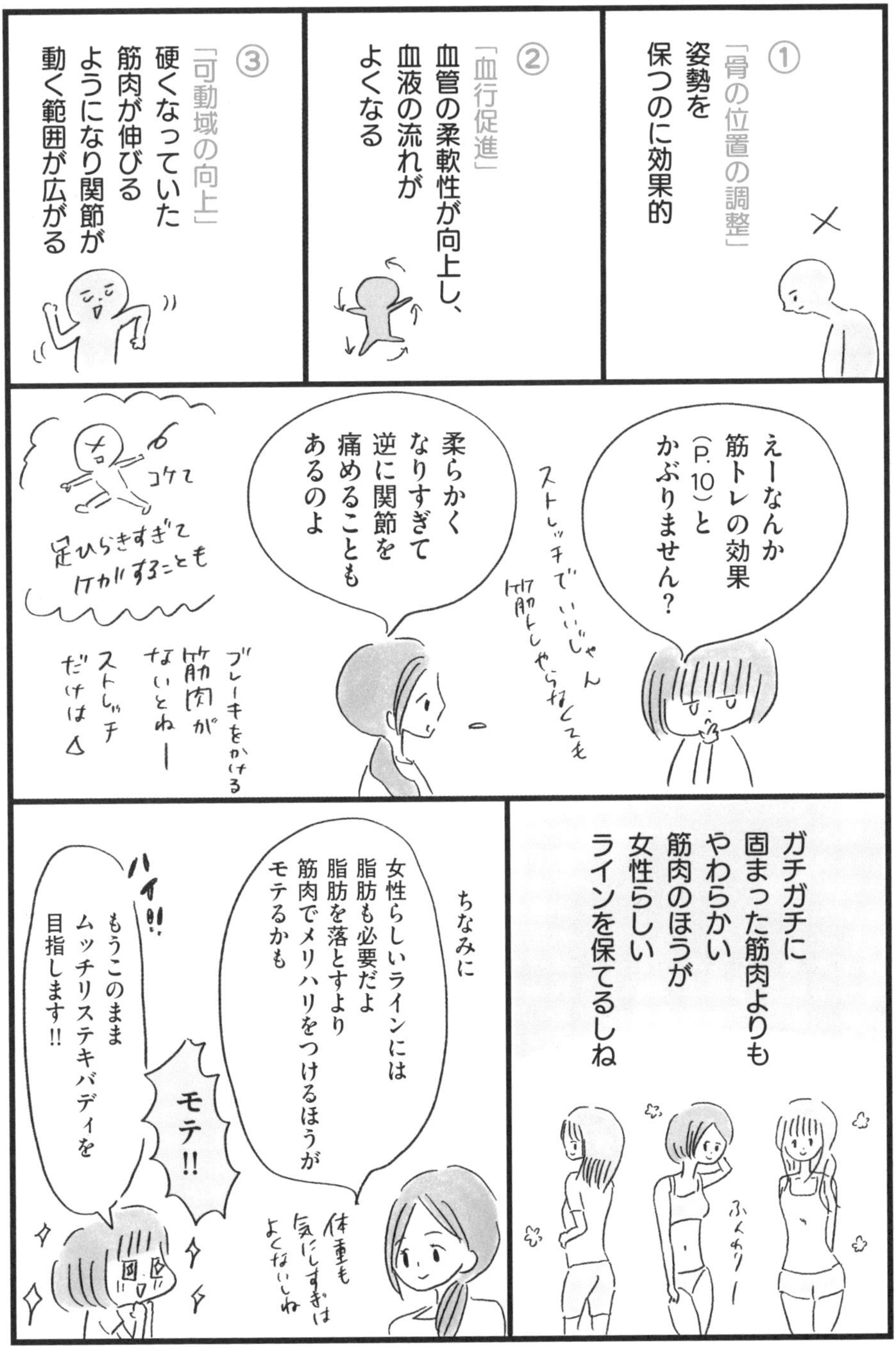
①
「骨の位置の調整」
姿勢を
保つのに効果的
②
「血行促進」
血管の柔軟性が向上し、
血液の流れが
よくなる
③
「可動域の向上」
硬くなっていた
筋肉が伸びる
ようになり関節が
動く範囲が広がる
えーなんか
筋トレの効果
（P.10）と
かぶりません？
ストレッチでいいじゃん
筋トレやらなくても
柔らかく
なりすぎて
逆に関節を
痛めることも
あるのよ
コケて
足ひらきすぎて
ケガすることも
ブレーキをかける
筋肉が
ないとねー
ストレッチ
だけは△
ガチガチに
固まった筋肉よりも
やわらかい
筋肉のほうが
女性らしい
ラインを保てるしね
ふんわりー
ちなみに
女性らしいラインには
脂肪も必要だよ
脂肪を落とすより
筋肉でメリハリをつけるほうが
モテるかも
体重も
気にしすぎは
よくないしね
モテ!!
ハイ!!
もうこのまま
ムッチリステキバディを
目指します!!

前もも伸ばし

毎日

片側15秒ずつ

1 片脚を下ろす

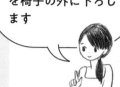

横向きに座り、片脚を椅子の外に下ろします

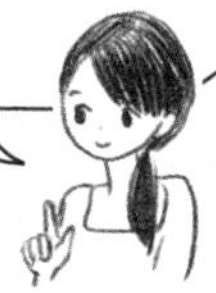

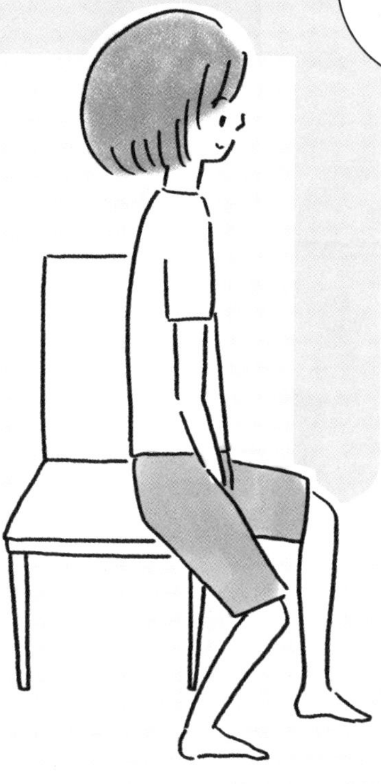

前ももは、裏ももの筋肉と比べて使いやすい部位。意識をしないと前ももばかりを使って、張ったり硬くなったりしやすいです。伸ばすことで、裏ももやお尻の筋肉を使いやすくなったり、膝の伸びすぎ（過伸展）を改善できます。

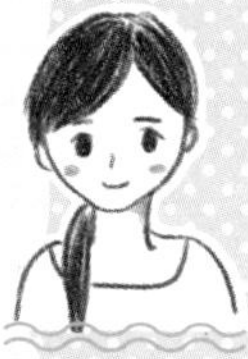

goodポイント

- 膝の伸びすぎ改善
- 裏もも・お尻が使いやすくなる

2 足の甲を持つ

片手で背もたれをつかみ、
もう片手で足の甲を持ち
ます

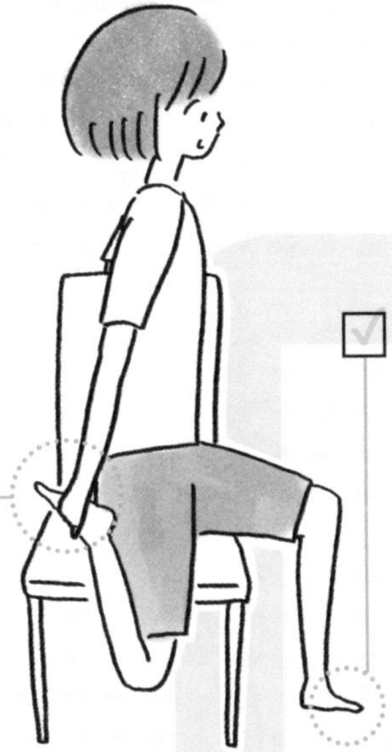

☑ こっちの足は
床に着ける

☑ 難しい場合は足首
にタオルをかけて
引き寄せましょう

3 膝を後ろに引く

膝を後ろに持っていき
前ももを伸ばしながら、
15秒キープ！
反対側も同様に行います

正面から見るとこう

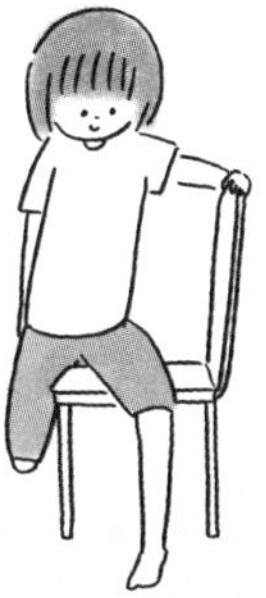

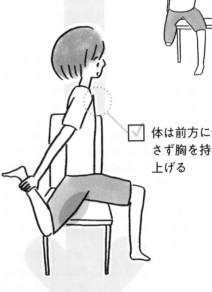

☑ 体は前方に倒
さず胸を持ち
上げる

ここが伸びる

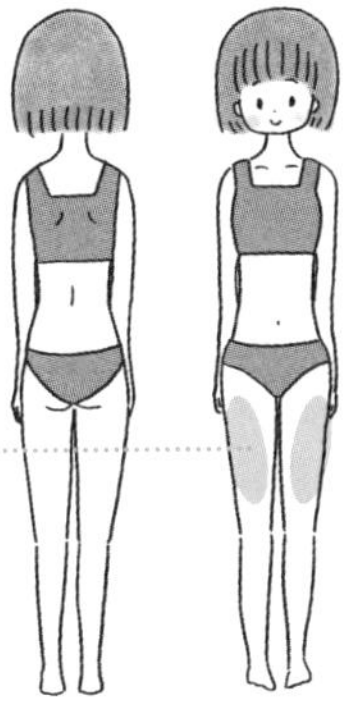

大腿四頭筋
（だいたいしとうきん）

前ももにある４つの大
きな筋肉の総称。膝を
伸ばす、股関節を折り
曲げる働きがあります。
鍛えすぎると脚が太く
見える原因になるので
注意。

毎日

15秒

胸伸ばし

1 手を後ろで組む

椅子に腰掛けて、
手を後ろで組みます

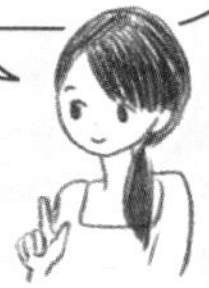

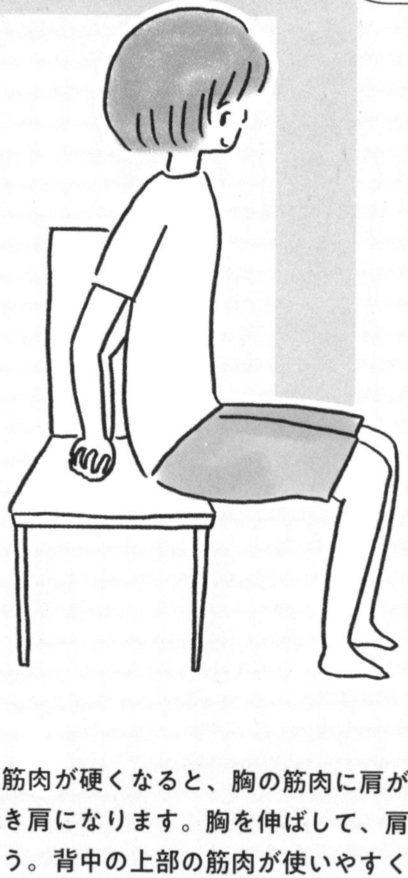

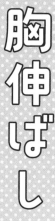

胸の筋肉が硬くなると、胸の筋肉に肩が引っ張られ、猫背や巻き肩になります。胸を伸ばして、肩を背中側に戻しましょう。背中の上部の筋肉が使いやすくなりますよ。

➡ 胸の筋トレはP.84がおすすめ

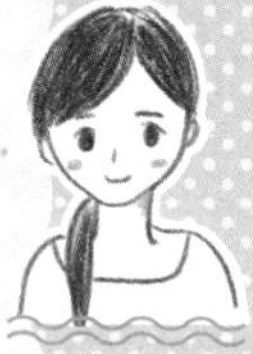

good ポイント

- 巻き肩が改善
- 背中の上部が使いやすくなる

2 胸をつき上げる

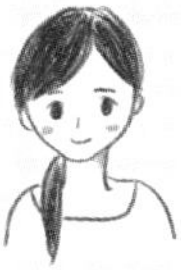

胸をつき上げ、斜め下に手を伸ばすようにして、**15秒キープ**

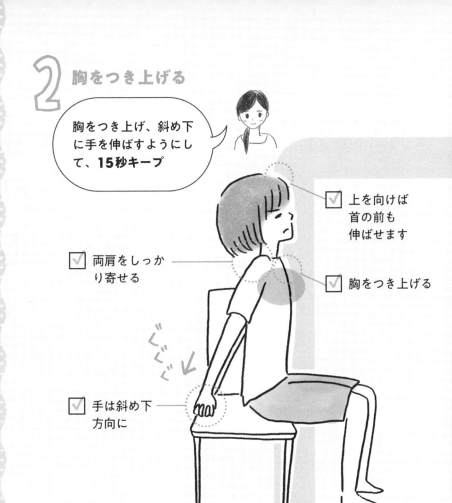

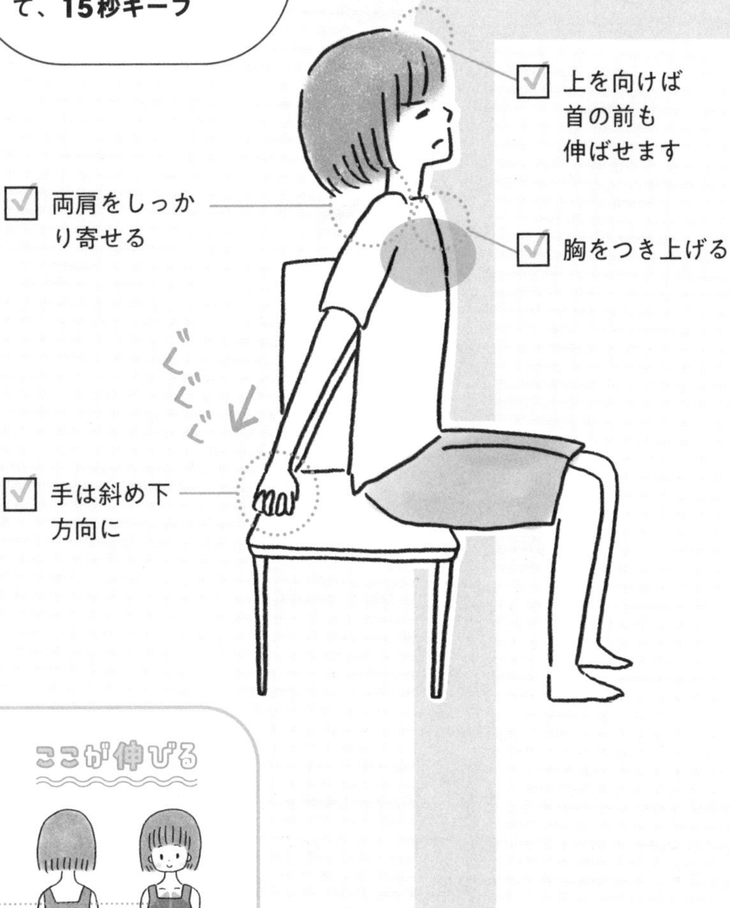
上を向けば首の前も伸ばせます
両肩をしっかり寄せる
胸をつき上げる
ぐぐぐ
手は斜め下方向に

ここが伸びる

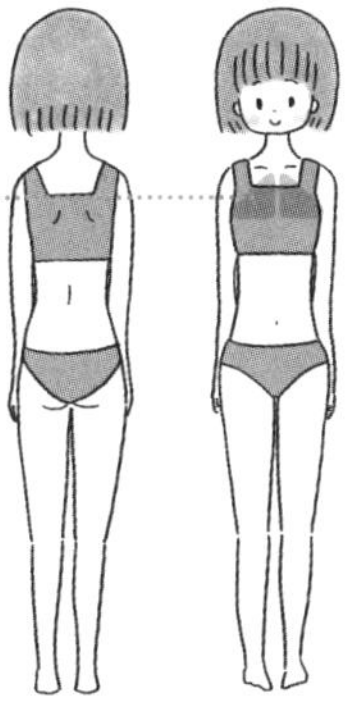

大胸筋（だいきょうきん）

胸にある筋肉で、上中下と3つの部位に分けられます。腕を体の中心に寄せたり、内側にひねる働きがあります。鍛えるとバストにボリュームが出たり、デコルテが美しくなったりします。

毎日

15秒

お腹伸ばし

1 手を頭の上で組む

椅子に腰掛けて、手を頭の上で組みます

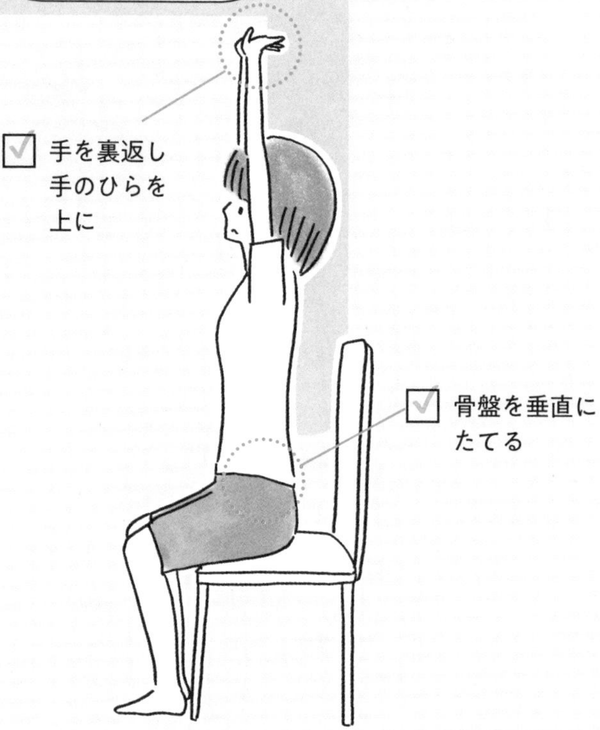
手を裏返し
手のひらを
上に
骨盤を垂直に
たてる

お腹の筋肉が硬くなると、骨盤と肋骨がお腹の筋肉に引っ張られ縮こまってしまいます。そうなると腰が丸まり腰痛の原因に。硬くなったお腹はストレッチで伸ばします。お腹が伸びると背中の筋肉も使いやすくなります。

➡ 腹筋の筋トレはP.30、P.58、P.92がおすすめ

goodポイント

- 腰痛が改善
- 背中の下部が使いやすくなる

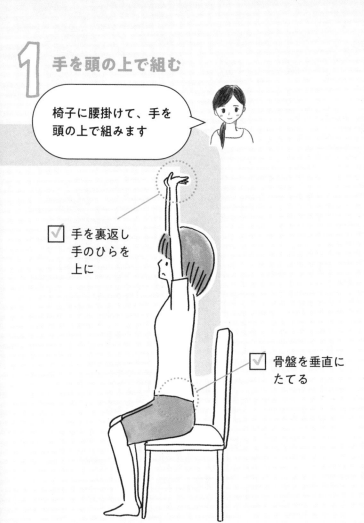

2 胸を持ち上げる

脇を持ち上げるように
腕を上に伸ばし、
15秒キープ

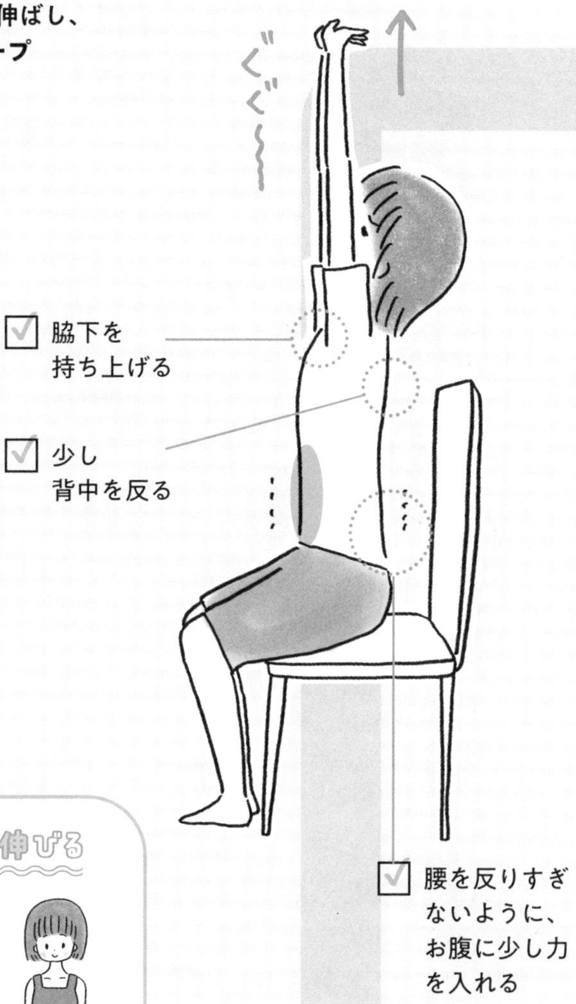
ぐぐ〜
脇下を
持ち上げる
少し
背中を反る
腰を反りすぎ
ないように、
お腹に少し力
を入れる

ここが伸びる

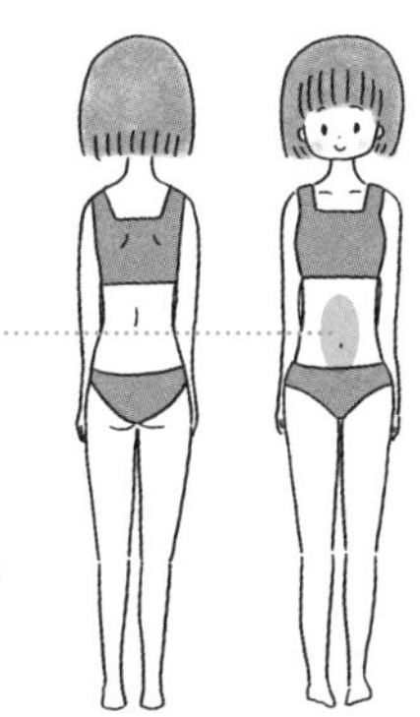

腹直筋（ふくちょくきん）

体幹の正面にあり、肋骨から骨盤を結ぶ縦に長い筋肉。骨盤と肋骨の位置を調整して背骨を整えたり、腰を丸める働きがあります。鍛えると反り腰が改善し、お腹のラインが入ります。

お尻伸ばし

片側
15秒
ずつ

1 足をかける

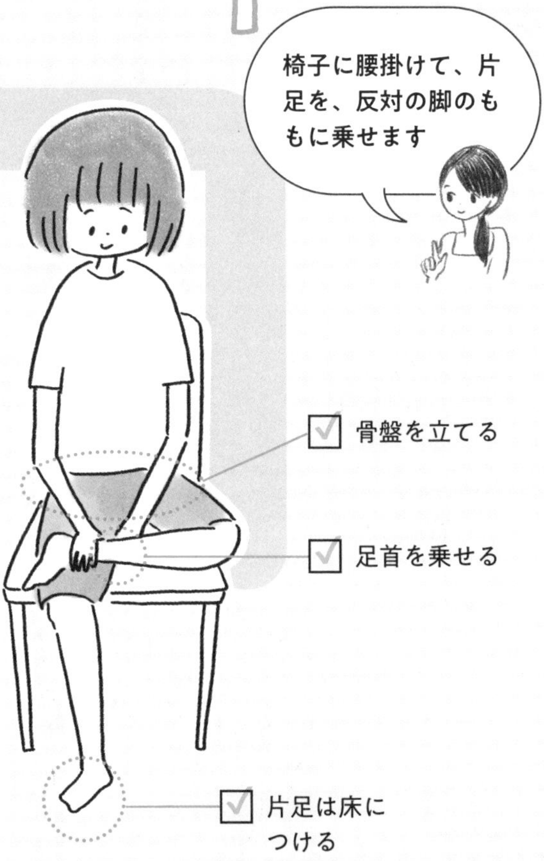

椅子に腰掛けて、片足を、反対の脚のももに乗せます
骨盤を立てる
足首を乗せる
片足は床につける

硬くなったお尻の筋肉は、骨盤が後ろに倒れる原因になります。骨盤の後傾は、姿勢が悪くなる（お尻の位置が低くなって猫背になりやすくなる）だけでなく、腰痛にもつながります。お尻を伸ばしてこれらを改善しましょう。

➡ お尻の筋トレは **P.54**、**P.96** がおすすめ

good ポイント

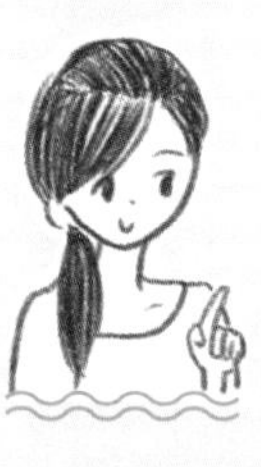

- 骨盤の傾きの調整
- 腰痛が改善

2 膝を押す

膝を下に向かって
手で押します

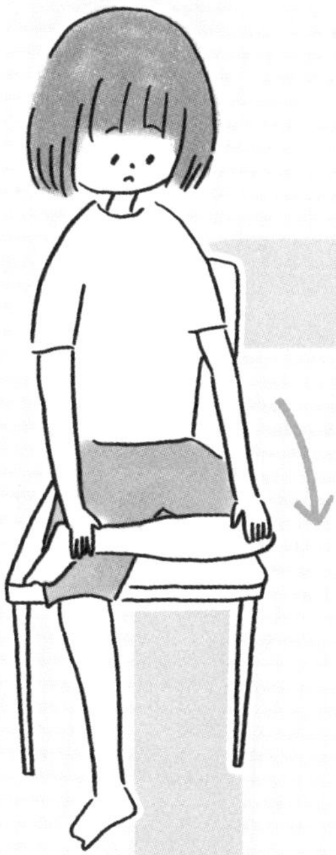

3 体を前に倒す

そのまま上体を前に倒します。お尻の筋肉が伸びたところで**15秒キープ**。反対側も同じように行います

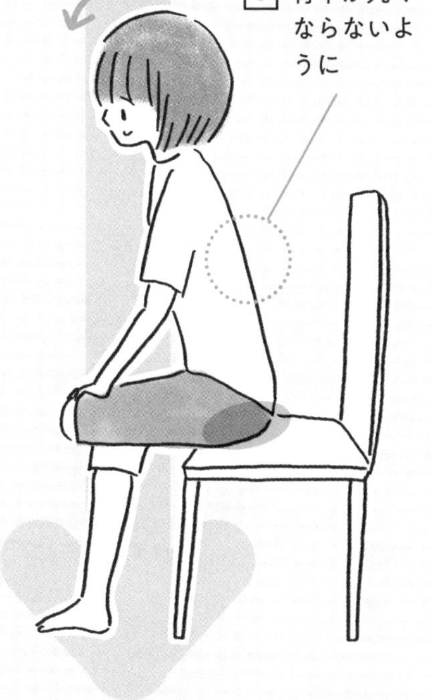

ここが伸びる

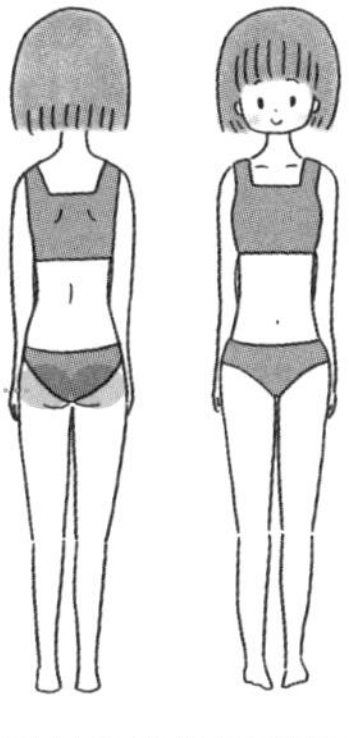

大臀筋（だいでんきん）
お尻にある大きな筋肉。股関節を伸ばしたり（脚を後方へ動かす）、広げたり（脚を横に広げる）します。鍛えるとお尻にボリューム出たり、お尻が上がったりします。

二の腕伸ばし

片側
15秒
ずつ

1 腕を上げる

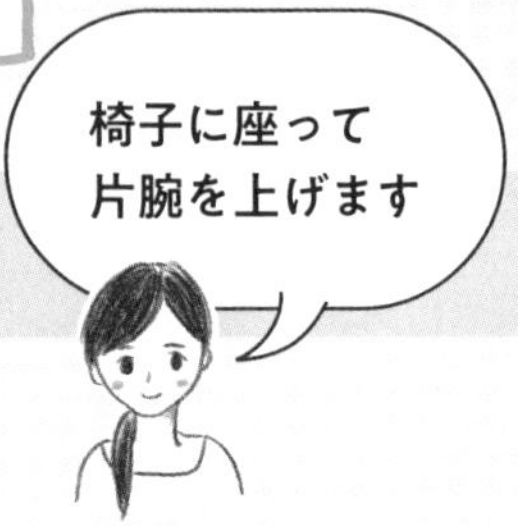
椅子に座って
片腕を上げます

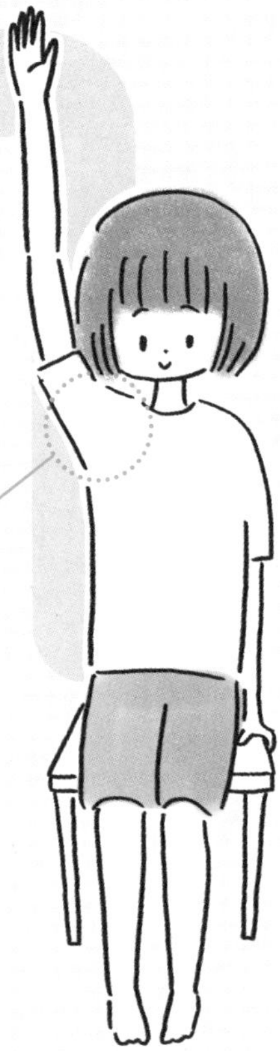
肩は
すくめない
ように

二の腕の筋肉は肩甲骨とつながっているため、硬くなると肩甲骨の動きが制限され、肩こりの原因に。伸ばすことで、肩こりの改善だけでなく、肩甲骨を動かすトレーニングの効果もアップ。肩甲骨を固定して伸ばしましょう。

➡ 二の腕の筋トレはP.80がおすすめ

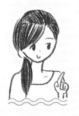

good ポイント

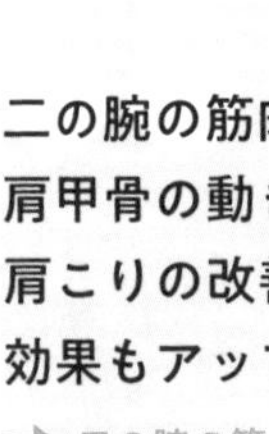

- 肩こりが改善
- 肩甲骨が動かしやすくなる

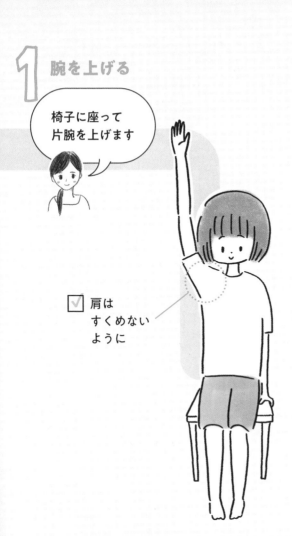

2 肘を曲げる

上げた腕の肘を固定したまま、肘を折り曲げます

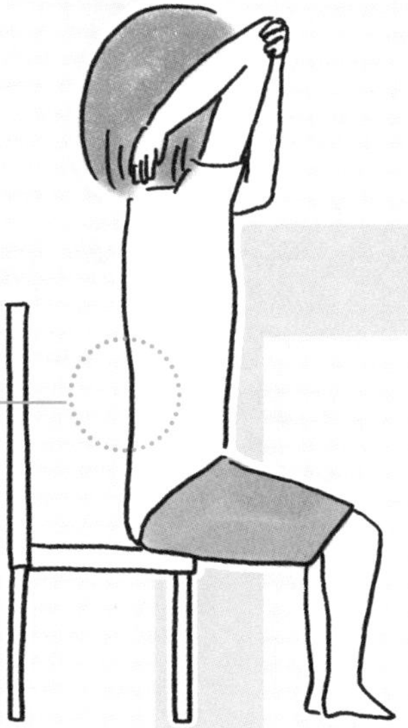

☑ 腰を反らないように

3 肘を押す

曲げている腕の肘を、反対の手で真後ろに向かって押します。反対側も同様に。
片側15秒ずつ行いましょう

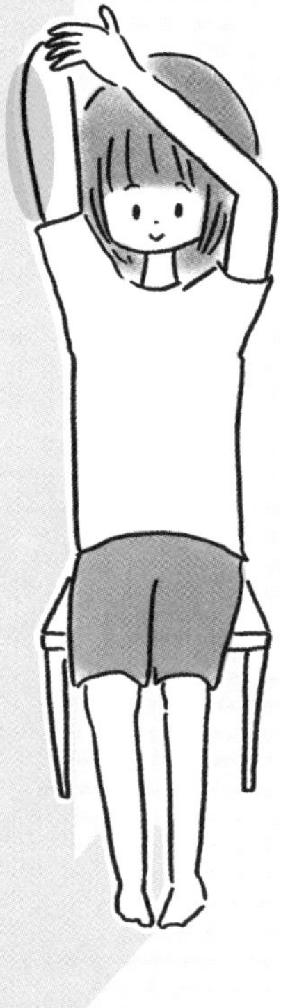

ここが伸びる

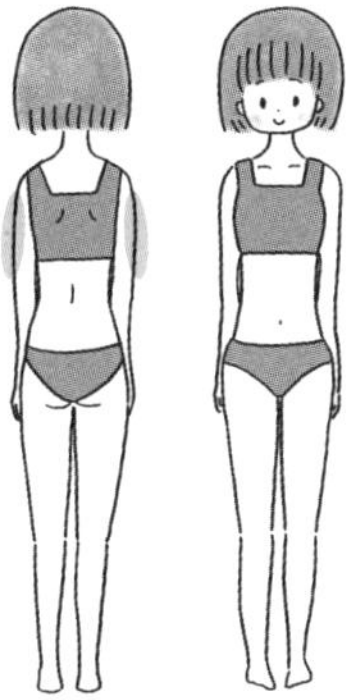

上腕三頭筋
(じょうわんさんとうきん)

「二の腕」と呼ばれる部位にある筋肉で、肘を伸ばします。小指と薬指と連動しており、その2本を握ると使いやすくなります。鍛えるとすっきりした二の腕になります。

片側
15秒
ずつ

内もも伸ばし

1 浅く座り脚を開く

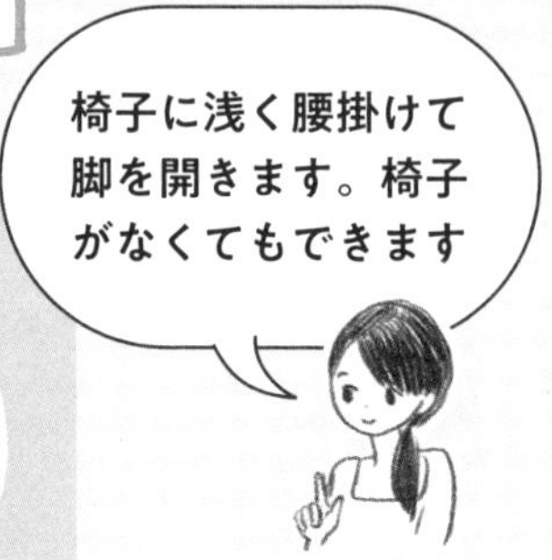
椅子に浅く腰掛けて
脚を開きます。椅子
がなくてもできます

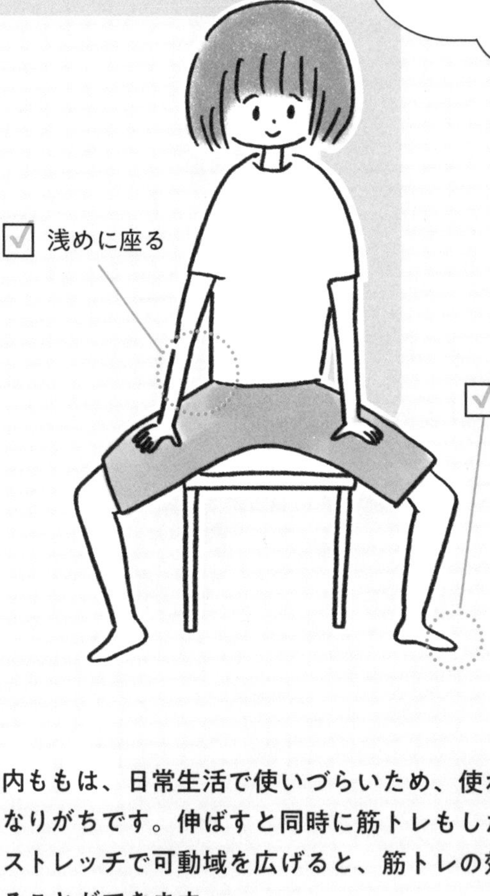
浅めに座る
椅子に腰掛け
脚を開き、
つま先を外に
向ける

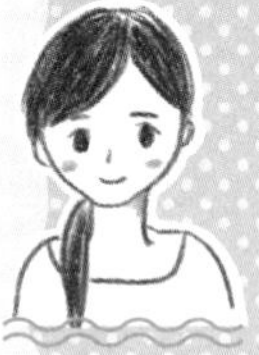

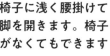

内ももは、日常生活で使いづらいため、使わないまま硬くなりがちです。伸ばすと同時に筋トレもしたい部位ですが、ストレッチで可動域を広げると、筋トレの効果をより上げることができます。

➡ 内ももの筋トレはP.76がおすすめ

goodポイント

内ももの筋トレ効果がアップ

2 膝を押す

上体を前に倒し、手で膝を押しながら肩を入れ15秒キープ！

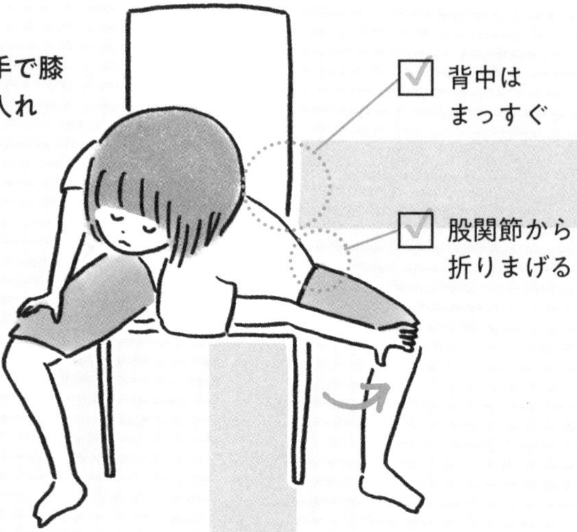

3 反対の膝を押す

反対側も同じように行います

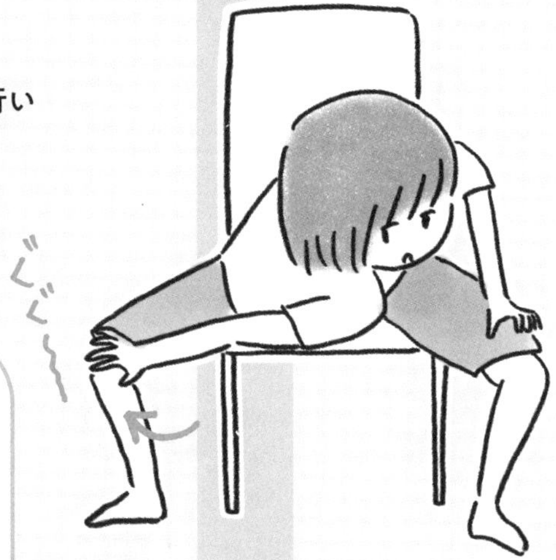

ここが伸びる

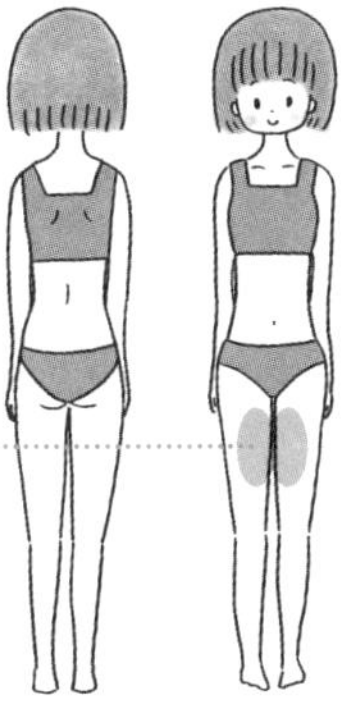

内転筋群
(ないてんきんぐん)

太ももの内側にあり、脚を閉じる働きがある5つの筋肉の総称。股関節の動きに関係が強く、鍛えると太ももが引き締まる、O脚が改善されるほか、骨盤の安定に繋がります。

片側
15秒
ずつ

脇腹伸ばし

1 脚を少し開く

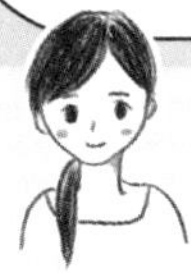

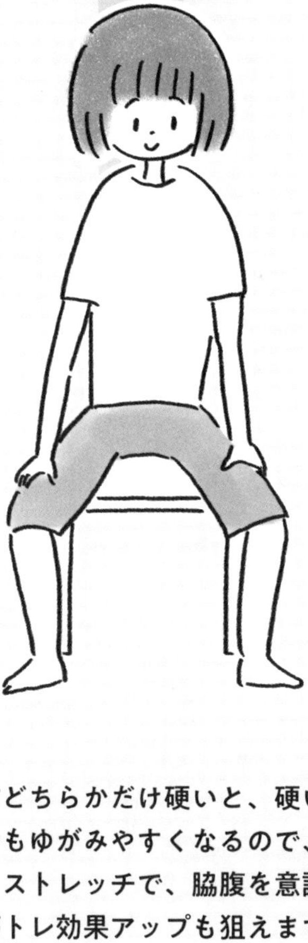

脇腹の筋肉は、左右どちらかだけ硬いと、硬いほうに肋骨が引っ張られ、背骨もゆがみやすくなるので、バランスよく伸ばしましょう。ストレッチで、脇腹を意識できるようになると、体側の筋トレ効果アップも狙えます。

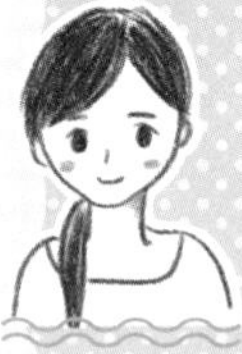

➡ 脇腹の筋トレはP.22、P.88がおすすめ

good ポイント

- 上半身の左右のゆがみ改善
- 体側の筋トレ効果がアップ

2 腕を上げる

片腕を上げます。脇腹のあたりから肋骨を上に引っ張るような感じ

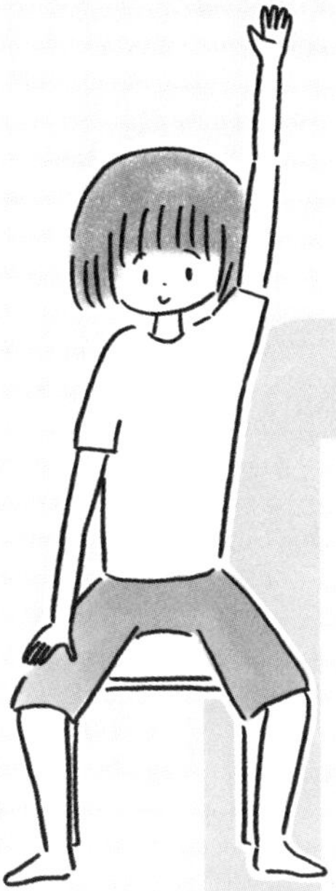

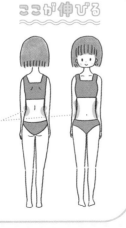

3 上体を傾ける

上体を横に傾け**15秒**キープ。反対側も同様に行います

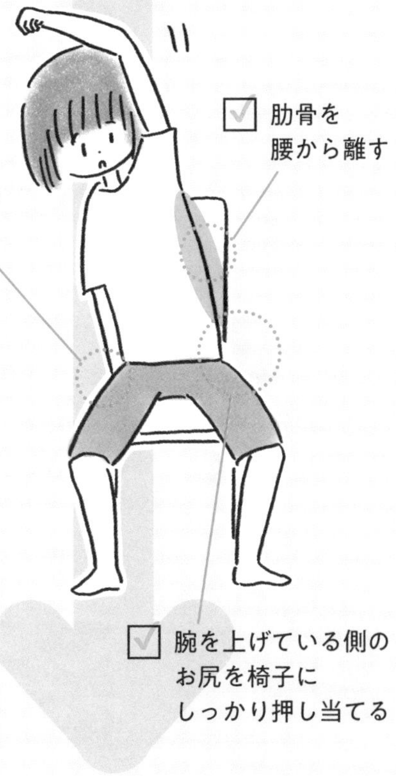
肋骨を
腰から離す
椅子の座面に手
を置いて支える
腕を上げている側の
お尻を椅子に
しっかり押し当てる

ここが伸びる

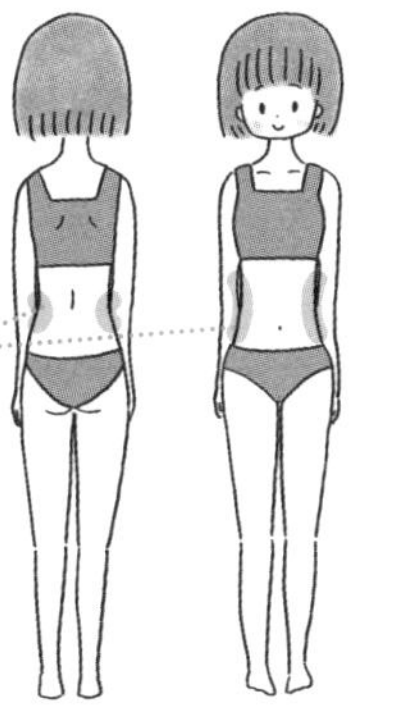

腹斜筋群(ふくしゃきんぐん)

肋骨と骨盤をガムテープのように斜めにつないでいます。体を横に倒す、捻るときに働きます。鍛えると肋骨と骨盤が近づき、反り腰が改善されます。

片側
15秒
ずつ

裏もも伸ばし

1 浅く座る

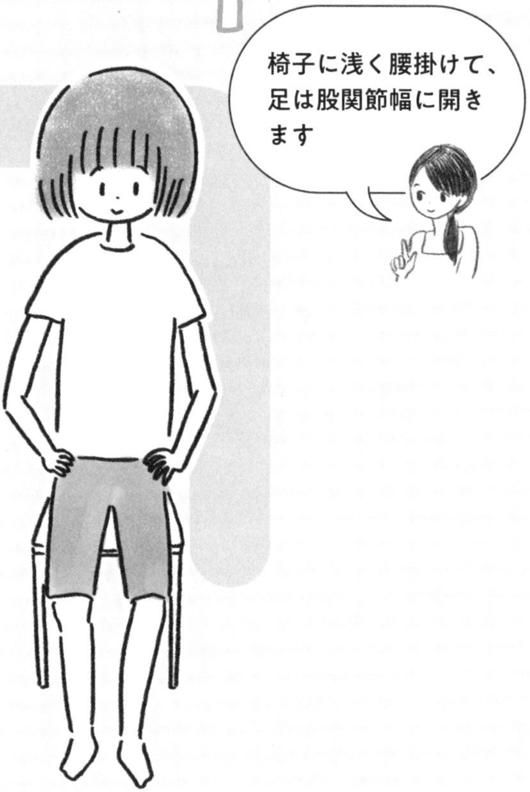
椅子に浅く腰掛けて、足は股関節幅に開きます

裏ももが硬くなるとしゃがみづらくなったり、立ったときの姿勢が悪くなります（膝が曲がったまま骨盤は後傾、背中は丸く、首が前に出ている状態）。背中の筋トレを行うとともに、伸ばすことでこれらを改善できます。

➡ 裏ももの筋トレはP.26、P.54、P.96がおすすめ

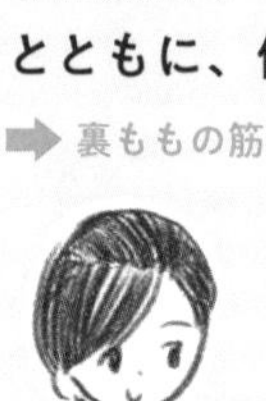

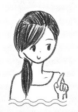

goodポイント

- しゃがみやすくなる
- 姿勢が改善

2 片脚を出して前傾

片脚を前に出し、胸を前方に押し出すようにして股関節から体を傾け、**15秒キープ**。反対側の脚も同様に行います

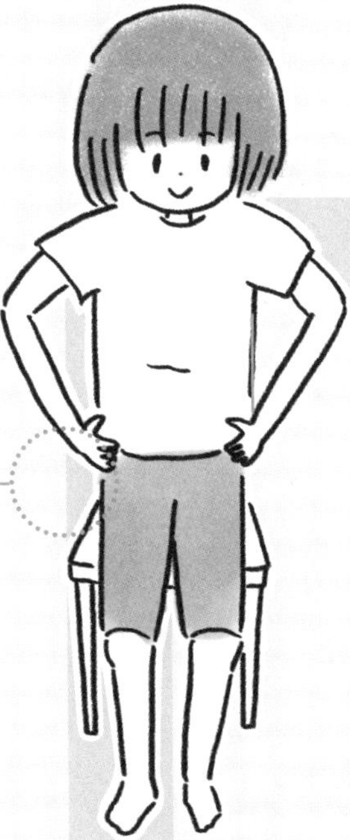

☑ 骨盤はしっかり立てて

横から見るとこう

前に出した脚は伸ばしきらず、少し曲げてOK。背中はピンと伸ばす

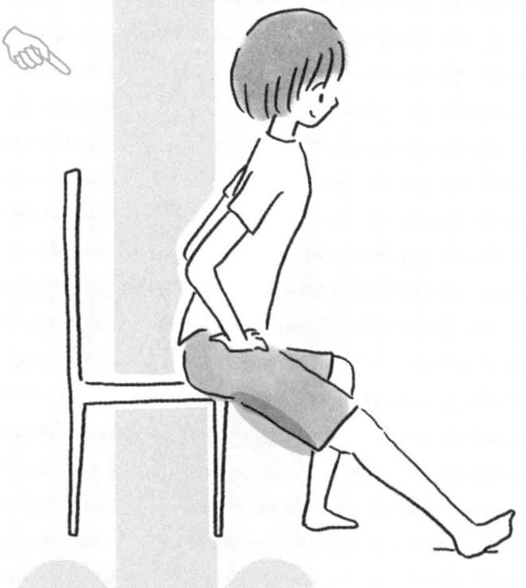

ここが伸びる

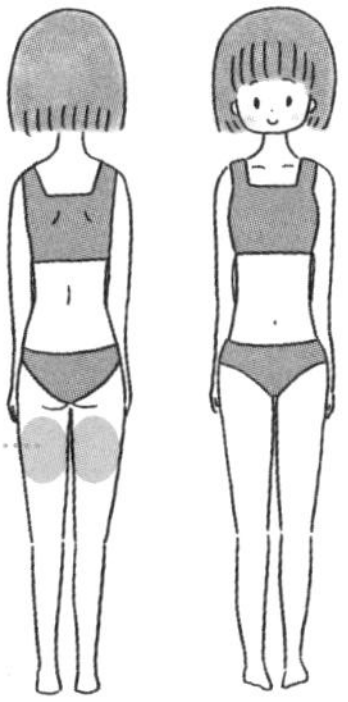

ハムストリングス

太ももの後ろにある4つの筋肉の総称で、膝を曲げたり、股関節を伸ばしたりします。大臀筋と一緒に鍛えると、お尻と裏ももの境にメリハリができ、ヒップアップ効果絶大です。

筋トレ談義

4章では部位別ストレッチ8種を教えてもらいました！ ストレッチってやっぱり大事ですよね。

こいしさんも普段からストレッチをしているんですよね。

はい！
私がストレッチを必要と感じたのは、整体で「太ももの筋肉が固まっている」って言われたのがきっかけです。それまでは筋トレだけやって、ストレッチはほとんどやっていませんでした。でもそれ以来、筋トレのあとにストレッチをやろうと意識しはじめたんです。

ストレッチには、大きく2種類があるんですよ。ひとつは、屈伸運動などのように弾みや反動を使って行う「動的なストレッチ」。もうひとつは、可動域の限界までゆっくりと伸ばす「静的なストレッチ」です。
動的なストレッチは、心拍数や血流を上昇させて筋肉を温める効果があります。交感神経が働き、体が活発に働くので、運動前のウォームアップに適します。
静的なストレッチは、筋肉の緊張を和らげ、柔軟性や可動域を広げる効果があります。副交感神経が働くので、リラックスするときに適します。
ちなみに、静的なストレッチを運動前に行うと、筋肉が力を出しづらくなります。

たとえば、筋トレをやりたくない日はストレッチだけでもいいですか？ 私はどうしても気分が乗らないときは、まずストレッチやヨガをやります。そうするうちにスイッチが入って「やっぱり筋トレもやろう」ってなるんですが……。

筋肉をつけたいのであれば、筋トレをやらないと効果はありません。体を動かす習慣を途絶えさせない、という意味では、たまに筋トレをストレッチに置きかえるのはいいと思います。

ストレッチだけで筋肉を鍛えることはできないんですね。

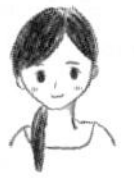

静的なストレッチはどこまで伸ばすのがいいですか？「痛気持ちいいところまで」って、よく聞きますけど。

「痛すぎないところまで」にしておくのがいいですね。人によっては伸ばしすぎると肉離れのような症状が出ることがあります。
筋肉は急に引き伸ばされると「伸張反射」といって、バリアするために固まるんです。だからゆっくりと伸ばしていきましょう。筋肉は息を吐くときにほぐれるので、息を吐きながら。15秒ほど伸ばすと、もう少し伸ばせるようになるので、ひと押しする感じで、さらに15秒。2～3回行うといいでしょう。

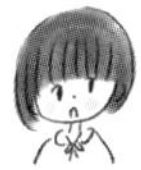

ところで、ストレッチは1日に何回やればいいんですか？

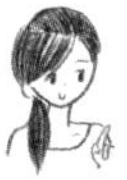

可動域向上が目的なら、お風呂あがりに1回（ひとつの部位につき15秒かけて2～3回伸ばす）行えば十分です。でも、何回もやったからといって毒になるもの↘

テーマ④ ストレッチっていつどんなときにやる？

ではありません。起きたときやデスクワークの合間、寝る前など、好きなときに何回やってもOK。

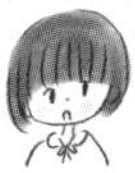

なるほど。私は寝起きに軽くストレッチをやるようにしてます。

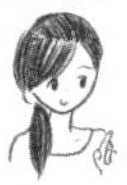

寝ている間は血液やリンパの流れが悪くなり、体が固まってしまいます。寝起きにストレッチをすることで、筋肉がほぐれます。同様にデスクワーク中も体が固まるので、合間にストレッチをやると、体をほぐせます。それから、ストレッチにはリラクゼーション効果があるので、寝る前に行うと、入眠しやすくなることもあります。

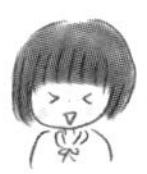

そうだったんですね。これからも続けます！

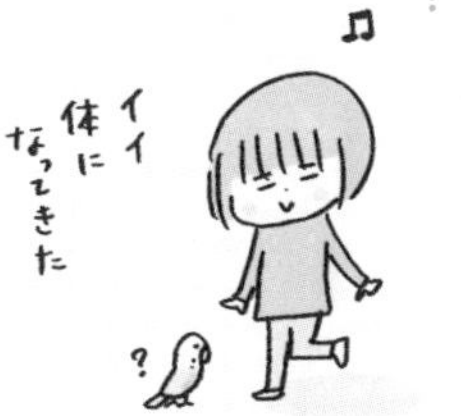

素朴なギモン答えます！

筋トレなんでもQ&A

筋トレが習慣化してきた編

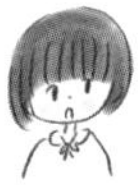
こいし

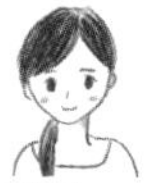
河村先生

Q1

昨日、実はサボっちゃいました。

A

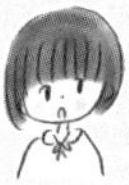
うんうん、やる気がでないときもあるよね。

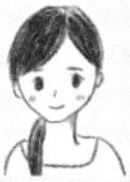
休んでもOKです。でも筋トレを始めたばかりの頃は、筋肉が動かされることにやっと慣れてきた段階。ここでたくさん休むと、筋肉が動き方を忘れてしまうことも。また振り出しに戻らないように、筋トレを続けた日数以上に休まないように注意して。

Q2

筋トレ＆食事管理しても体重が減らない……。

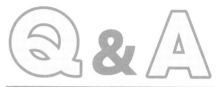

A

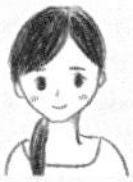
痩せるには食事管理が必要という話(P.39のQ7、P.70)はしたけれど、食事管理をしても減らない場合は、2つ考えられます。1つは、まだ摂取カロリーが多いこと。もう1つは筋肉がついたこと。

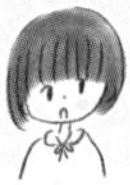
脂肪が減った分、筋肉がついていれば、体重は減らないよ。むしろ増えることもあったり。脂肪よりも、筋肉のほうが重いんだって。

A

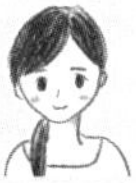

筋肉がついてきたということですね！　負荷を増やしてみては。回数やセット数を増やす、負荷の大きいメニューに変えるといいですね。**負荷を増していくことで筋肉は成長します。**

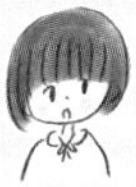

ダンベルやチューブみたいな**筋トレグッズを導入するのもいいよ！**　チューブを引っ張りながらバックスクイーズ（P.48）や、ダンベルを持ちながらワイドスクワット（P.76）などをすると負荷がかかるよ。

Q3

慣れてきて筋肉痛がなくなってきたような……。

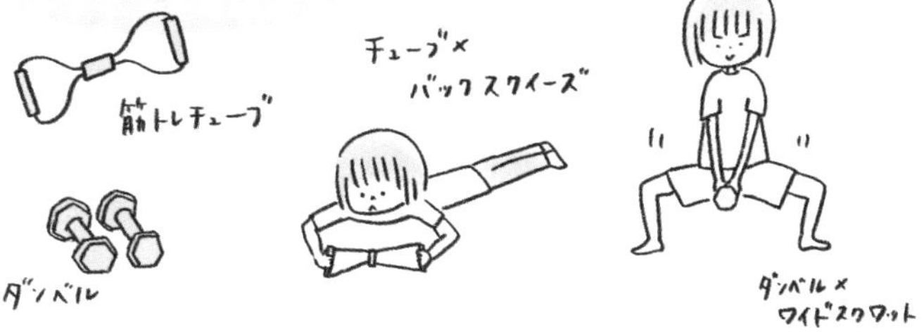
筋トレチューブ
ダンベル
チューブ×
バックスクイーズ
ダンベル×
ワイドスクワット

Q4

でも今よりキツいメニューはちょっと……。

A

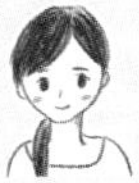

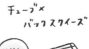

もちろん、無理に負荷を増やす必要はないですよ！　**同じメニューの継続で筋力キープ**もすごくいいと思います。続けることが大事。

もっと知りたい筋トレのこと

筋肉のトレーニングにおいては、３つの根本的な決まり事（原理）と、
５つの守るべきルール（原則）があり、
これらを「トレーニングの原理・原則」といいます。
ただやみくもにトレーニングを行うのではなく、
このポイントをしっかりと押さえることで、いち早く理想の体に近づけます。

ちょっと難しい話になりますが、
じっくり読んでくださいね！

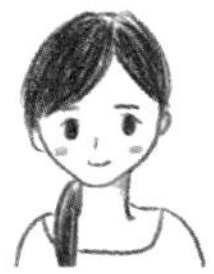

トレーニングの三大原理

1 過負荷の原理

筋肉を成長させるには、ある程度の負荷で筋肉に刺激を与えないといけません。それには日常生活程度の負荷では不十分。トレーニング中には「楽だな～」ではなく「ちょっと頑張った！」と感じる程度の負荷をかけましょう。

2 可逆性の原理

トレーニングでつけた体力と能力も、やめれば元のレベルに戻ってしまいます。元のレベルに戻るスピードは、トレーニングを行った期間によって異なり、トレーニング期間が長い人よりも、短い人のほうが、早く戻ります。

3 特異性の原理

トレーニングはやり方によって効果が変わります。たとえば、走れば全身持久力はつくけれど特定部位の筋肉はつかない、筋トレをすれば鍛えた部位の筋肉がつくけれど全身持久力はつかない、といった具合です。

トレーニングの五大原則

1
全面性の原則

特定部位の筋トレ効果を出すには、ほかの部位も同じレベルまで鍛える必要があります。バランスよく鍛えましょう。

2
漸進性《ぜんしんせい》の原則

トレーニング効果を出すためには、徐々に負荷を高めていく必要があります。

3
反復性の原則

トレーニングは繰り返し何回も継続的に行うことで効果が得られます。

4
個別性の原則

個人にあったトレーニングや負荷を設定して、適切な運動を行う必要があります。

5
意識性の原則

そのトレーニングはどこに効くのか、どういう効果があるのかを意識してトレーニングをすると、効果が現れやすくなります。

この本では
この原理・原則に沿った
トレーニングを
紹介しています

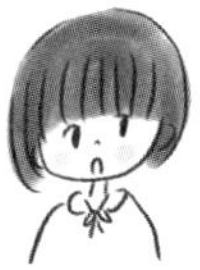

おわりに

「筋トレはツライもの」!?　いえいえ、そんなことはありません！
ボディビルダーのような体を目指す人以外は、
そんなにハードな筋トレは必要ありません。
背伸びせず、今の自分に合った種目を、軽い負荷から始めましょう。
スタートダッシュをするよりも、大事なのは続けることです。
無理せずコツコツ続けていれば、体は変化します。
その変化を楽しんでいれば、いつしか筋トレは習慣になり、
体は成長し続けます。
筋トレをはじめたみなさん、筋肉は一生の宝物です！
楽しい筋トレライフを！

河村玲子

[制作スタッフ]
装丁・本文デザイン　浅井美穂子（オフィスアスク）

編集長　山口康夫
担当編集　石川育未、南雲恵里香、今田 壮（風来堂）
佐藤暁子（エムディエヌコーポレーション）
執筆　やまだともこ／河村玲子

1日5分で美若体型

若返り筋トレやってます!!

2021年4月1日　初版第1刷発行

著者　こいしゆうか（イラスト・漫画）　河村玲子（監修）
発行人　山口康夫
発行　株式会社エムディエヌコーポレーション
〒101-0051　東京都千代田区神田神保町一丁目105番地
https://books.MdN.co.jp/
発売　株式会社インプレス
〒101-0051　東京都千代田区神田神保町一丁目105番地
印刷・製本　株式会社リーブルテック

Printed in Japan

[カスタマーセンター]
造本には万全を期しておりますが、万一、落丁・乱丁などがございましたら、送料小社負担にてお取り替えいたします。お手数ですが、カスタマーセンターまでご返送ください。

落丁・乱丁本などのご返送先
〒101-0051　東京都千代田区神田神保町一丁目105番地
株式会社エムディエヌコーポレーション カスタマーセンター
TEL：03-4334-2915

内容に関するお問い合わせ先　info@MdN.co.jp

書店・販売店のご注文受付
株式会社インプレス　受注センター
TEL：048-449-8040／FAX：048-449-8041

ISBN978-4-295-20115-1 C0077